W0316128

Sonntag

Für Weiky und Piet, aus denen ich entstanden bin
und für Margreet, die meine Kinder geboren hat
und für meine Kinder Michiel, Maria Jolynn und Peter, die ...

Die Geburt – eine Reise durch die Miasmen

Eine Revision der homöopathischen Miasmentheorie

Harry van der Zee

Aus dem Englischen übersetzt
von Jochen Klein

35 Abbildungen

Sonntag Verlag · Stuttgart

Bibliografische Information
Der Deutschen Bibliothek

Die Deutsche Bibliothek verzeichnet diese Publikation in der Deutschen Nationalbibliografie; detaillierte bibliografische Daten sind im Internet über http://dnb.ddb.de abrufbar

Anschrift des Autors:
Harry van der Zee, MD
De Ree 11
NL-9753 BX Haren

Originaltitel:
Miasms in labour, 1. Aufl. 2000

Verlag der englischen Ausgabe:
Stichting Alonnissos, NL-Utrecht

Redaktionelle Bearbeitung: Sonja McGough
Abbildungen: Candace Charlton,
Harry van der Zee
Umschlaggestaltung:
Thieme Verlagsgruppe
Umschlagabbildungen: Candace Charlton

Oswald-Hesse-Str. 50,
70469 Stuttgart

Unsere Homepage:
www.sonntag-verlag.de

Printed in Germany
Satz: Satz & mehr, 74354 Besigheim
Druck: Gulde Druck, 72072 Tübingen

ISBN 3-8304-9054-2 1 2 3 4 5 6

Wichtiger Hinweis: Wie jede Wissenschaft ist die Medizin ständigen Entwicklungen unterworfen. Forschung und klinische Erfahrung erweitern unsere Erkenntnisse, insbesondere was Behandlung und medikamentöse Therapie anbelangt. Soweit in diesem Werk eine Dosierung oder eine Applikation erwähnt wird, darf der Leser zwar darauf vertrauen, dass Autoren, Herausgeber und Verlag große Sorgfalt darauf verwandt haben, dass diese Angabe **dem Wissensstand bei Fertigstellung des Werkes** entspricht.

Für Angaben über Dosierungsanweisungen und Applikationsformen kann vom Verlag jedoch keine Gewähr übernommen werden. **Jeder Benutzer ist angehalten**, durch sorgfältige Prüfung der Beipackzettel der verwendeten Präparate und gegebenenfalls nach Konsultation eines Spezialisten festzustellen, ob die dort gegebene Empfehlung für Dosierungen oder die Beachtung von Kontraindikationen gegenüber der Angabe in diesem Buch abweicht. Eine solche Prüfung ist besonders wichtig bei selten verwendeten Präparaten oder solchen, die neu auf den Markt gebracht worden sind. **Jede Dosierung oder Applikation erfolgt auf eigene Gefahr des Benutzers.** Autoren und Verlag appellieren an jeden Benutzer, ihm etwa auffallende Ungenauigkeiten dem Verlag mitzuteilen.

Geschützte Warennamen (Warenzeichen) werden **nicht** besonders kenntlich gemacht. Aus dem Fehlen eines solchen Hinweises kann also nicht geschlossen werden, dass es sich um einen freien Warennamen handele.

Inhalt

Vorwort des Übersetzers

Das vorliegende Buch stellt eine Herausforderung und auch eine Bereicherung für alle an der Homöopathie Interessierten dar. Harry van der Zee stellt das etablierte Miasmenkonzept in Frage, indem er es seiner Einseitigkeit beraubt. Er erweitert die Wahrnehmung der einzelnen Miasmen um ihre positiven Aspekte. Und diese Erweiterungen sind nicht spekulativer Natur, sondern sie beziehen sich auf Symptome, die am Anfang unseres menschlichen Lebens auftreten – vor, während und nach der Geburt. Ich wünsche Harry van der Zee, dass seine Gedanken intensiv diskutiert werden und auf fruchtbaren Boden fallen.

Die intensive Beschäftigung mit diesem Buch während der Übersetzung hat meine Arbeit als Homöopath verändert und bereichert. Das Buch und seine Inhalte haben mich aber auch in persönlicher Hinsicht berührt – die Nachricht, dass ich Vater werde, fiel mit dem Beginn der Arbeit an der Übersetzung zusammen und die Geburt meines Sohnes mit ihrem Abschluss. Ich möchte Dir, Florian, meinen kleinen Anteil an diesem Werk widmen. Du verbindest alles.

14. Juli 2003 *Jochen Klein*

Vorwort

Für die Dauer von ungefähr zweihundert Jahren war die Homöopathie dem Wesen nach vergleichbar mit einer Insel, die aus dem Ozean des Unterbewussten auftaucht. Die Homöopathie verfügte über keine Verbindungen zum Festland der Wissenschaften, wie der Mathematik, Physik, Chemie, der Allopathie, Psychologie, Soziologie oder der Philosophie.

Im Verlauf des letzten Jahrzehnts jedoch sind langsam solche Brücken zwischen der Homöopathie und dem „Festland" entstanden.

In diesem Buch schlägt Harry van der Zee eine Brücke zur Psychologie. Er stellt eine Verbindung her zwischen den Miasmen und dem Vorgang der Geburt, so wie er von Stanislav Grof entdeckt und analysiert worden ist. Der Titel „Die Geburt – Eine Reise durch die Miasmen" macht das bereits deutlich; Harry van der Zee zeigt Verbindungen zwischen den einzelnen Etappen des Geburtsvorganges, so wie sie auch im „Rebirthing" erscheinen, und den Miasmen auf.

Wichtig in diesem Zusammenhang ist das Konzept des „Prozesses". Über eine lange Zeit hinweg ist die Homöopathie von statischem Denken dominiert worden. Dies wird zum Beispiel erkennbar in der Vorstellung, die wir von den Konstitutionsmitteln haben und die durch Äußerungen wie: „Das ist ein Sulfur-Patient" zum Ausdruck kommt, ebenso in der Vorstellung von feststehenden Arzneimittelbildern oder auch in der Formulierung: „Der Patient wurde geheilt".

Harry van der Zee betont den dynamischen Aspekt innerhalb der Homöopathie, der sich durch die Miasmen zeigt. Genau wie die Geburt in sich einen Prozess darstellt, so ist auch das Leben selbst ein Prozess. Es kommt nicht von ungefähr, dass Hahnemann die Lebenskraft mit dem Begriff „Dynamis" bezeichnet hat.

Eine zweite Brücke baut Van der Zee mit Hilfe der Psychologie von C.G. Jung. Es ist ihm gelungen, den Miasmen eine wesentlich größere Tiefe zu verleihen, indem er sie mit dem Prozess der Individuation in Verbindung bringt.

Eine der sich aus seinen Untersuchungen ergebenden Erkenntnisse ist, dass die Miasmen eben nicht nur für Erkrankung stehen oder „schlecht und hässlich" sind. Harry van der Zee macht deutlich, dass die Miasmen eine essentielle Rolle im Prozess der Entwicklung des Individuums spielen. Zum Beispiel steht das syphilitische Miasma nicht nur für Zerstörung, sondern auch für Vereinigung; es symbolisiert nicht nur den Drachen, sondern zugleich auch den Helden, der den Drachen besiegt. Van der Zee illustriert das am Beispiel des wunderschönen Märchens vom Froschkönig. Die Rolle der Prinzessin kann verstanden werden als der psorische Zustand, die des Frosches als Zustand der Sykose. Wenn die beiden zusammenkommen, erhalten wir als Resultat die syphilitische Ebene. Erst beobachten wir die Distanz zwischen ihnen, die aus der Hässlichkeit des Frosches auf der einen und dem Ekel der Prinzessin auf der anderen Seite entsteht. Zu einem späteren Zeitpunkt dann sehen wir die Vereinigung, als die Prinzessin den Frosch küsst und schließlich den Prinzen heiratet. Dies ist ein schönes Beispiel für die „Einheit der Gegensätze". In der homöopathischen Behandlung beginnen wir oft mit der Sicht auf die hässlichen, schmutzigen, schlechten und erkrankten Aspekte des Arzneimittels beziehungsweise des Patienten. Es ist nur eines von Van der Zees zahlreichen Verdiensten, dass er nicht an diesem Punkt stehengeblieben ist, sondern sich auf der Suche nach der gesunden, heilenden Seite der Miasmen weiterbewegt.

Damit werden wir auch in die Lage versetzt, eine Brücke zur Philosophie von Hegel zu schlagen. Hegel entwickelte die Dialektik, eine Philosophie, deren zentrale Themen Entwicklung und Prozess sind. Er formulierte drei Stufen: These, Antithese und Synthese. In diesen Stufen können wir die Psora, die Sykosis und die Syphilis wiedererkennen. Wichtig zum Verständnis dieses Brückenschlages ist es, dass das Konzept der Vereinigung sehr eng mit dem Syphilitischen zusammenhängt. Und das ist eine der Ideen, die Van der Zee uns in diesem Buch nahe bringt.

Wir können von Glück reden, dass Harry van der Zee durch Zufall (!) mit „Rebirthing" und ebenfalls durch Zufall (über einen Traum!) mit der Homöopathie in Kontakt gekommen ist. Als Ergebnis dieser Zufälle ist er derjenige, der in der Lage ist, der Homöopathie und der homöopathischen Gemeinschaft diese Brücke zu zeigen. Van der Zee vermochte das jedoch nicht allein aufgrund seiner Kenntnis der beiden „Inseln" zu leisten, sondern vielmehr, indem er sein Konzept immer wieder überdachte, ihm seine ganze Aufmerksamkeit und Energie widmete und es in sein Unterbewusstsein hat eindringen und dort arbeiten lassen.

Jenseits all der oben geschilderten bereichernden Gedanken ist „Die Geburt – eine Reise durch die Miasmen" ein wertvolles Buch alleine schon aufgrund der schönen Fallvorstellungen und Arzneimittelbilder, die Van der Zee uns darin vermittelt.

Utrecht, 30. Dezember 1999 *Jan Scholten*

Danksagung

Die Entstehung dieses Buches war Schwangerschaft und Geburt zugleich. Nach der Empfängnis der in diesem Buch vorgestellten Ideen zweifelte ich zunächst an der Gesundheit und Lebensfähigkeit des Fötus und erwog auch, den gesamten Gedanken abzutreiben. Aber ohne dass es mir richtig bewusst wurde, setzte sich sein Wachstum in mir fort – solange, bis ich die ersten Bewegungen fühlen konnte. Ich spürte, wie lebendig er war und begann, anderen von seiner Existenz zu erzählen. Das Feedback, das ich daraus erhielt, half mir, die Bedingungen für seine weitere Entwicklung zu optimieren. Als die Geburtsschmerzen einsetzten, war ich in der glücklichen Situation, mich auf die Hilfe und Unterstützung meiner Frau (mit der ich bei dieser Gelegenheit die Rollen tauschte) und auf die von lieben Kollegen und Freunden verlassen zu können. Sie machten mir Mut und hatten ein waches Auge auf den Zustand des Kindes. Der Anteil, den sie beisteuerten, war unentbehrlich und substantiell für das Ergebnis, das Sie jetzt in Ihren Händen halten. Ich hoffe, dass es Ihnen Freude bereiten wird, mit diesem Baby zu spielen und dass Sie es mit Ihren eigenen Erfahrungen und Einsichten füttern werden, um ihm beim Reifungsprozess zu helfen.

Viele Menschen haben mich inspiriert und mir geholfen, dieses Buch zu schreiben und ich danke ihnen allen von ganzem Herzen. Vom Geburtshelfer-Team danke ich den folgenden Menschen in ganz besonderer Weise:

Ich danke dir, Darina Sturova, dass du mich dazu ermutigt hast, meine alten Notizen wieder zur Hand zu nehmen. Es ist wundervoll, wenn eine voll ausgebildete und erfahrene Psychoanalytikerin, wie du es bist, sich mit einem solch freien Geist den Ideen dieses Buches zu öffnen vermag. Kees Dam las meine allerersten Notizen und fügte wertvolle Anregungen hinzu. Rob Peters tat das Gleiche mit einer späteren Version. Inspiriert haben mich die Gedanken von Chaim Rosenthal und Andreas Björndahl, die sich beide ebenfalls mit den Miasmen, aber aus verschiedenen Blickwinkeln, auseinandergesetzt haben. Es war wunderbar zu erleben, wie die gedanklichen Richtungen unserer Konzepte in zentralen Themenbereichen aufeinander zugelaufen sind. Ich danke dir, Roger Morrison, für deinen verstörten Gesichtsausdruck, als ich dir mein Material zum ersten Mal präsentierte. Dieser Anblick half mir, mehr Klarheit in den Gebrauch von Definitionen und Begriffen zu bringen und meine These mit Rücksicht auf spätere Zuhörerschaft verständlicher aufzubauen. Und ich danke dir, Nancy, dass du dich so liebevoll um Roger gekümmert hast, nachdem ich ihm meine Arbeit vorgelegt hatte und dafür, dass du mich hast wissen lassen, dass mein Gedankengang für dich Sinn ergibt. Jan Scholten, vom ersten Moment an hast du mich in der Erstellung dieses Buches unterstützt. Du hast mir oft sehr wertvolles Feedback in Bezug auf mein Manuskript gegeben und ich bin sehr glücklich, dass du mir bei der Veröffentlichung geholfen hast. Jan gab mir auch den Rat, Roger Savage zu bitten, die Schlussbearbeitung vorzunehmen; er ist darauf bedacht, sicherzustellen, dass das, worauf es uns inhaltlich ankommt, so präzise wie möglich in der englischen Übersetzung erscheint. Ich danke dir, Roger, für deine hingebungsvolle Arbeit. Maurits Peerbolte verfeinerte das Lay-out und führte das Buch zur Druckreife. Die Tatsache, dass Maurits seine Arbeit zwischen heftigen Fieberattacken mit begleitenden Halluzinationen machte, zeigt nicht nur seine Hingabe, sondern passt auch zum Endstadium des Prozesses, der in diesem Buch beschrieben wird – und macht den Vorgang der Entstehung dieses Buches damit auch zu einem Beispiel für das Thema, mit dem es sich beschäftigt. Maurits teilte diese Erfahrung mit Roger, der das Vorwort korrigierte, als er sich von einer schweren akuten Erkrankung erholte. Ich fragte Candace Charlton, ob sie sich eine bildliche Umsetzung jeder Phase der Geburt und des damit korrespondierenden Miasmas vorstellen könne. Die Gemälde, die du geschaffen hast, Candy, gehen über alles hinaus, was ich mir hätte vorstellen können. Sie sind so wunderschön und drücken mein Verständnis von den Miasmen besser aus, als ich das mit den vielen Worten, die ich in diesem Buch benutze, auszudrücken vermocht habe. Zusammen mit Corrie Hiwat war und bin ich in vielerlei Projekten engagiert. Auch bei diesem Buch hast du, liebe Corrie, bewiesen, welch eine wertvolle Kollegin und Freundin du bist. Nach der Lektüre des ersten Manuskripts hast du mich mit einer Fülle von Feedback versorgt, das zu wesentlichen Verbesserungen führte; ohne das geringste Zögern hast du dich dann noch bereit erklärt, die endgültige Version zu korrigieren.

Meine Frau Margreet hat mir sehr geholfen, da sie auf all die Abschnitte hingewiesen hat, in denen ich, verleitet von einer Mischung aus einer Überdosis Enthusiasmus zusammen mit einem Mangel an Selbstkritik und Demut, leichtfertige oder anmaßende Statements abgegeben habe. Für dich ist es völlig natürlich und keiner Erwähnung wert, aber die Art und Weise, in der du mich unterstützt, indem du mir in allen meinen Bemühungen meine totale Freiheit lässt, ist einzigartig und sehr wertvoll für mich. Ich danke dir!

Ich schließe dieses Vorwort am letzten Tag des Jahres 1999 ab und möchte dazu die Gelegenheit ergreifen, der Homöopathie, den Therapeuten und ihren Patienten, Gesundheit und Wachstum für die nächsten eintausend Jahre zu wünschen.

Haren, den 31. Dezember 1999 *Harry van der Zee*

Einleitung

Den tschechischen Psychiater Stanislav Grof traf ich zum ersten Mal im Jahre 1984. Er war einer der Redner eines Kongresses in Luzern und seine Darstellung der Arbeit mit LSD faszinierte mich. Im darauffolgenden Jahr arbeitete ich als Assistenzarzt in der Psychiatrischen Abteilung der Universitätsklinik zu Groningen und erfuhr eines Tages, dass Grof am nächsten Wochenende einen Workshop in Deutschland abhalten würde. Ein Psychologe, der meine Interessen teilte, erklärte sich bereit, meinen Dienst zu übernehmen, so dass ich kurzfristig reisen konnte.

Dieser Workshop war meine erste Begegnung mit der „Holotropen Therapie", die aus einer Kombination von Atemtechnik, Musik und Körperarbeit besteht und die Grof entwickelt hatte, nachdem der therapeutische Einsatz von LSD verboten worden war. Meine Erfahrungen mit dieser Therapie, sowohl als Methode zur Entlastung wie auch als „Atemspender", hinterließen einen tiefen Eindruck bei mir. Am Ende des Workshops lud ich Stan ein, nach Holland zu kommen und bot ihm an, dort einen Workshop für ihn zu organisieren, worauf er mir zur Antwort gab „Warum machst du das nicht selbst?" Das war für mich weder das erste, geschweige denn das letzte Mal in meinem Leben, dass ich ein Projekt startete, ohne die geringste Ahnung davon zu haben oder mich gründlich darauf vorzubereiten. Ich entschied mich, es zu machen, weil es sich einfach richtig anfühlte – weil ich erwartete, dass es mir Freude machen würde und auch weil ich erwartete, dass es für die Teilnehmer eine ebenso bereichernde Erfahrung darstellen würde. Grof gab mir eine Liste der von ihm verwendeten Musikstücke und ein weiterer holländischer Teilnehmer, der ebenfalls einen Workshop in den Niederlanden organisieren wollte, zeichnete einen Teil der Musik auf, die Stan während des Workshops in Deutschland benutzt hatte.

Totale Unwissenheit kann ein großer Vorteil sein. Das lässt sich auch bei Homöopathen in der Ausbildung beobachten, die, wenn sie noch unbeeinflusst von Kenntnis der Materia medica sind, zu wunderbaren ersten Ergebnissen gelangen können. Unser Workshop, an dem hauptsächlich Freunde teilnahmen, und dessen Fortsetzungen wurden ein großer Erfolg. Als ich mich dann später für die Homöopathie als meine Therapieform in der individuellen Arbeit mit Menschen entschieden hatte, hörte ich auf, diese Workshops zu leiten. Grof's Analyse des „Reichs des Unbewussten" ist mir jedoch immer im Hinterkopf geblieben. Nachdem ich einige Jahre als Homöopath tätig gewesen war, erkannte ich plötzlich das von Grof in seiner Analyse der Geburtserfahrung beschriebene Muster in unserer Lehre von den Miasmen wieder. Ich beschäftigte mich dann erneut mit diesem Thema, schaffte es aber irgendwie nicht, eine Ordnung in die Dinge zu bringen – und legte alles für ein paar Jahre zur Seite. Als Darina Sturova mich im Jahre 1997 bat, einen Teil meines Seminars in Bratislava dem Thema der Miasmen zu widmen, warf ich wieder einen Blick auf meine alten Notizen. Da wurde mir plötzlich das zugrundeliegende Muster völlig klar und die Schönheit der Analogien überwältigte mich.

Nach einigen einführenden Kapiteln gliedert sich dieses Buch in zwei Hauptteile. Im ersten wird die Analogie zwischen den Miasmen und den einzelnen Phasen des Geburtsvorganges beschrieben. Der zweite Teil stellt die Miasmen in das Licht des Individuationsprozesses und verwandelt damit die Wahrnehmung der Miasmen als reine Krankheitszustände hin zu korrigierenden Mechanismen innerhalb eines Evolutionsprozesses.

Einleitende Bemerkungen

Bevor wir uns dem gesamten Konzept zuwenden, möchte ich noch einige generelle Vorbemerkungen anbringen:

- Jedes System, das Arzneimittel oder Menschen klassifiziert, wird auf irgendeine Weise gegen die Wahrheit verstoßen. Bitte betrachten Sie keine meiner Aussagen als ehernes Gesetz, sondern gehen Sie kreativ mit dem Material um und bleiben Sie offen für Überraschungen. Ich bin offen gegenüber der Möglichkeit, dass die Verschreibung jedes beliebigen Arzneimittels in jeder beliebigen Phase des Lebens angebracht sein kann oder zu jedem beliebigen Miasma passt. Es existiert jedoch ein Muster, dessen Existenz ich nicht ignorieren kann und das ich Ihnen vorstellen möchte.
- Wir können ebenfalls nicht außer Acht lassen, dass die Abfolge der Elemente im Periodensystem parallel zur Abfolge der Miasmen zu laufen scheint. Sie beginnt mit Helium im vor-miasmatischen Stadium und endet mit den Schwermetallen im syphilitischen Miasma, möglicherweise auch erst mit den radioaktiven Elementen im akuten Miasma.
- Meine Analyse legt den Schluss nahe, dass die halluzinogenen Pflanzen und die leichtesten Elemente in den vor-miasmatischen Zustän-

den dominieren und die Mineralien im Reich der Psora. Pflanzen- und Baummittel scheinen in der Sykose stärker vertreten zu sein, während die Mittel tierischer Herkunft sowie die Schwermetalle vorzugsweise im syphilitischen Miasma angesiedelt sind. Im akuten Miasma finden wir die potenten Giftpflanzen und die radioaktiven Elemente.
Sehr wahrscheinlich enthalten alle diese Reiche Arzneimittel für jede Phase des Lebens. Die verschiedenen Repräsentationen, die wir sehen, können eine Folge unterschiedlich gesetzter Schwerpunkte sein. Teilweise mögen sie auch in den weißen Flecken auf unserer Landkarte der bekannten Arzneimittel begründet sein.

- Obwohl eine bestimmte Abfolge von Miasmen und Arzneimitteln zu existieren scheint, darf daraus jedoch nicht automatisch eine Hierarchie innerhalb von Mitteln oder Menschentypen abgeleitet werden. Ich glaube, dass wir zu jedem beliebigen Zeitpunkt des Lebens in der Lage sind, an jedem Aspekt unserer Persönlichkeit zu arbeiten. Die in unserer Gesellschaft übliche Art der Klassifizierung hat wenig oder nichts mit einer Klassifizierung der spirituellen Entwicklung eines Menschen zu tun (wenn eine solche überhaupt existiert).
- Jede lineare Darstellung des Lebens ist eine schreckliche Vereinfachung. Da aber Zeit und Raum die Umgebung definieren, in der wir leben und denken, kann uns eine solche Vereinfachung helfen, zumindest einen Teil der Wahrheit zu erfassen.
- Die Vorstellung von einem Leben nach dem Leben legt die Kontinuität eines Prozesses nahe, bei dem die Geburt derjenige Moment zu sein scheint, in dem die Software für eine neue Lebens-Zeit (d.h. das Grundmuster) in eine neue Hardware (den physischen, emotionalen und geistigen Körper) installiert wird. Aber auch dies ist nur eine Modellvorstellung, mit den daraus folgenden Beschränkungen.
- Obwohl die Geburtserfahrungen den Lebenserfahrungen zeitlich vorangehen, begründet die Analogie zwischen beiden damit noch keine Kausalität. Beide ergeben erst zusammengenommen Sinn und ermöglichen Einsicht. Wenn ein Elefant vorübergeht, so sieht man zuerst einen Rüssel, dann eine graue Masse und erst später den Schwanz. Dies bedeutet aber nicht, dass der Schwanz ein Ergebnis des Rüssels ist, sondern sie sind beide nur Teile der Erscheinung eines Elefanten.
- Die Einteilung der Arzneimittel und Miasmen kann auf vielen Ebenen Anwendung finden. Sie können den Stadien des Geburtsprozesses zugeordnet oder mit den Entwicklungsschritten des Lebens in Verbin-

dung gebracht werden: zu Phasen in Lebenskrisen, zur Entwicklung auf der Ebene der Persönlichkeit, der Seele und auch zur Entwicklung der Gesellschaft, der Menschheit und der Schöpfung als Ganzem. Aus ganzheitlicher Sicht betrachtet können wir erwarten, dem gleichen Muster überall zu begegnen – unabhängig davon, wohin wir schauen oder mit welchem Gegenstand wir uns beschäftigen.

Einführung

Das Konzept des „Miasmas" (griech.: Verunreinigung, Fleck, Verschmutzung) stammt nicht von Hahnemann. Wahrscheinlich hat es aber kein anderer (zeitgenössischer) Arzt so ausgearbeitet wie er. In seinem „Organon der Heilkunst" erläutert er, was aus seinem Verständnis dieses Konzeptes letztlich folgert.

Organon § 78: „Die wahren natürlichen, **chronischen** Krankheiten sind die, von einem chronischen Miasm entstandenen, welche sich selbst überlassen und ohne Gebrauch gegen sie specifischer Heilmittel, immerdar zunehmen und selbst bei dem besten, geistig und körperlich diätetischen Verhalten, dennoch steigen und den Menschen mit immerdar erhöhenden Leiden bis ans Ende des Lebens quälen. Außer jenen, durch ärztliche Mißhandlung (§. 74.) erzeugten, sind diese die allerzahlreichsten und größten Peiniger des Menschengeschlechts, indem die robusteste Körper-Anlage, die geordnetste Lebensweise und die thätigste Energie der Lebenskraft, sie zu vertilgen außer Stande sind."

Hahnemann beschreibt die Miasmen als negative Kräfte, denen wir als Individuen machtlos gegenüber stehen.

Organon § 79: „Man kannte bisher nur die Syphilis einigermaßen als eine solche chronisch miasmatische Krankheit, welche ungeheilt nur mit dem Ende des Lebens erlischt. Die, ungeheilt, gleichfalls von der Lebenskraft unvertilgbare Sykosis (Feigwarzenkrankheit) erkannte man nicht als eine innere chronisch miasmatische Krankheit eigner Art, wo sie doch unstreitig ist und glaubte sie durch Zerstörung der Auswüchse auf der Haut geheilt zu haben, ohne das fortwährende, von ihr zurückbleibende Siechthum zu beachten."

Über das Beispiel der Geschlechtskrankheiten gelangen wir zur Idee der Ansteckung, nach der das Miasma beginnt, seinen zerstörerischen Einfluss auf unsere Gesundheit auszuüben.

Organon § 80: „Unermeßlich ausgebreiteter, folglich weit bedeutender, als genannte beide, ist das chronische Miasm der Psora, bei welcher, (während jene beiden, die eine durch den venerischen Schanker, die andre durch die Blumenkohl-artigen Auswüchse ihr specifisches inneres Siechthum bezeichnen) sich das innre, ungeheure, chronische Miasm ebenfalls erst nach vollendeter innerer Infection des ganzen Organisms durch den eigenartigen, zuweilen nur in einigen wenigen Blüthchen bestehenden, Haut-Ausschlag mit unerträglich kitzelndem wollüstigem Jücken und specifischem Geruche beurkundet – die Psora, jene wahre **Grund-Ursache** und Erzeugerin fast aller übrigen, häufigen, ja unzähligen Krankheits-Formen ..."

Anschließend benennt Hahnemann noch zahlreiche, mit der Psora verknüpfte Krankheiten. Die Theorie von den Miasmen ist, seitdem Hahnemann sie in die Homöopathie eingeführt hat, immer ein kontrovers diskutiertes Konzept gewesen.

Auf der einen Seite wird Hahnemanns Theorie von den Miasmen von vielen als ein überholtes Konzept betrachtet, das auf mittelalterlichen Ideen basiert, die zu seiner Zeit noch Gültigkeit besaßen. Aber im Licht des medizinischen Wissens, das sich in den 200 Jahren seit Formulierung seiner Miasmentheorie angesammelt hat, hat dieses Konzept jeden wissenschaftlichen Boden verloren. Davon abgesehen ist es auch eine in der täglichen Praxis der Homöopathie nicht leicht anzuwendende Theorie – so dass jeder Grund, sie beiseite zu schieben, sie als nutzlose Verirrung eines ansonsten brillanten Geistes zu betrachten, höchst willkommen erscheint.

Andererseits deutet eine ernsthafte Analyse der verschiedenen, in unserer Materia medica beschriebenen Arzneimittel auf die Existenz bestimmter Gruppen von Mitteln hin. Da diese Arzneimittel homöopathisch auf bestimmte Krankheitszustände wirken, folgt daraus, dass auch bestimmte Gruppen von Krankheitszuständen existieren müssen. Ich persönlich habe bis zum heutigen Tage keine bessere Einteilung gesehen, gelesen oder gehört als diejenige, zu welcher Hahnemann als Ergebnis seines Verständnisses von Krankheit gekommen ist: auf der einen Seite die akuten Erkrankungen und auf der anderen die chronischen Krankheiten mit den Unterteilungen in die drei Miasmen Psora, Sykose und Syphilis.

Wie ich später noch ausführen werde, wird neben den akuten Erkrankungen, als Aufflammung eines der vorher erwähnten chronischen Miasmen, auch noch ein unabhängiges akutes Miasma erkennbar. Das akute Miasma ist akut aufgrund der Art, in der es sich manifestiert, aber auch chronisch in dem Sinne, dass es die Gesundheit und das Wohlbefinden eines Menschen fortdauernd zu beeinflussen vermag.

Die Menschen neigen oft dazu, chronische Krankheiten und die Miasmen auf eine fast schon calvinistische Art wahrzunehmen: Die Menschheit hat gesündigt und als Ergebnis sind wir jetzt mit einem ganzen Paket von Krankheiten geschlagen. Die enge Verknüpfung der chronischen Miasmen mit Geschlechtskrankheiten suggeriert, dass unanständiger Sex sowohl in hygienischer als auch moralischer Hinsicht der kausale Faktor für einen miasmatischen Zustand ist. Einfach ausgedrückt sind die Miasmen das Resultat nicht monogam gelebten Lebens. Und die große Bandbreite der chronisch-miasmatischen Erkrankungen rührt her von den zahlreichen Einflüssen sowohl von den Miasmen als auch auf diese während der verschiedenen Zeitalter.

Ich habe immer das Gefühl gehabt, dass das Leben noch mehr bedeuten muss als die Vorstellung zunehmender Zerstörung der menschlichen Rasse aufgrund sündigen Verhaltens. Ein solches Bild bedeutet im Grunde nichts anderes, als dass die Schöpfung und die Menschheit ein einziger Fehlschlag wären und der Schöpfer selbst ein Versager. Wo fänden sich in diesem Konzept die allgemein akzeptierten Ideen von Wachstum oder Wandel? Ist es wahr, dass Krankheiten, und damit auch die Miasmen, uns davon abhalten, „höhere Zwecke unseres Daseyns“ zu erfüllen (Organon §9)? Trifft es zu, dass der Verlauf von der Psora zur Sykose und dann schließlich zur Syphilis per definitionem eine zunehmende Verschlechterung bedeutet?

Wenn wir die Miasmen auf die Namen der Krankheiten zurückführen, von denen sie letztlich abstammen, scheinen sich diese Gedanken zu bewahrheiten. Wenn wir exzessiven Geschlechtsverkehr mit häufig wechselnden Partnern pflegen und dabei keinen allzu großen Wert auf Hygiene legen, können wir auf diese Weise leicht mit der Scabies infiziert werden (Psora, Krätzkrankheit). Wenn wir diesen Lebensstil weiter fortsetzen, können Gonorrhoe (Sykosis, Feigwarzenkrankheit) und Syphilis (Syphilis, Schankerkrankheit) oder AIDS leicht folgen – wenn auch zu Hahnemanns Zeiten AIDS noch unbekannt war und auch heute nicht abschließend geklärt ist, ob es eine Infektionskrankheit ist oder nicht.

Hahnemann selbst hat das Konzept schon über diese Krankheiten an sich hinaus ausgeweitet. Er betrachtet die Psora als „unermeßlich ausgebreiteter“ (§ 80) als die übrigen Miasmen und sagt dazu:

Organon § 81: „Es wird dadurch, daß dieser uralte Ansteckungs-Zunder nach und nach, in einigen hundert Generationen, durch viele Millionen menschlicher Organismen ging und so zu einer unglaublichen Ausbildung gelangte, einigermaßen begreiflich, wie er sich nun in so unzähligen Krankheits-Formen bei dem großen Menschen-Geschlechte entfalten konnte, vorzüglich wenn wir uns der Betrachtung überlassen, welche Menge von Umständen zur Bildung dieser großen Verschiedenheit chronischer Krankheiten (secundärer Symptome der Psora) beizutragen pflegen ..."

In seinem späteren Werk „Die chronischen Krankheiten" führt Hahnemann weiter aus, auf welche Weise die Unterdrückung eines psorischen Hautausschlags zu einer großen Vielfalt von chronischen Krankheiten als Sekundärsymptome der Psora führen kann.

Wenn wir Hahnemann folgen, sprechen wir immer noch von „Wiederherstellung von Gesundheit" (§ 2) und stehen anscheinend vor der Aufgabe, den Organismus in einen früheren und besseren Zustand zurück zu versetzen. Allgemein gesagt scheint unsere Mission darin zu bestehen, die Menschheit zurück in den Zustand zu versetzen, bevor Adam von Eva – und sie wiederum von Satan in Form der Schlange – dazu verführt wurde, vom Baum der Erkenntnis von Gut und Böse zu essen.

Selbstverständlich gebe ich zu, dass wir oft sehen, wie sich die Gesundheit eines Menschen während seiner Lebenszeit beständig verschlechtert und dass die Folgen chronischer Erkrankungen häufig zu einem scheinbar vorzeitigen Tod führen. Und natürlich stimme ich der Aussage zu, dass unser Ziel darin bestehen sollte, die Gesundheit eines jeden Individuums zu verbessern. Ich erhebe lediglich Einspruch gegen die Schlussfolgerung, dass von daher Krankheit an sich per definitionem etwas Schlechtes sei und damit etwas, das es auszurotten gilt. Eine isolierte Betrachtung von Krankheit führt leicht zu der Schlussfolgerung, dass sie schlecht ist. Unsere Perspektive wird sich jedoch verändern, wenn wir sie in den Kontext der Gesamtheit des Lebens eines Individuums stellen.

Könnte dasselbe auch für die Miasmen gelten? Wenn wir in der Lage wären, die Miasmen mit dem Prozess von Weiterentwicklung und Individuation in Verbindung zu setzen, würden wir sie dann ebenfalls in einem anderen Licht sehen? Würde uns klar werden, dass die Miasmen einem Zweck innerhalb eines größeren Ganzen dienen? Und würde das nicht auch unsere Beurteilung ihres Wesens und unsere Einstellung ihnen gegenüber verändern, von dem Kampf gegen sie hin zu ihrer Nutzung? Viele Homöopathen haben bereits die Vorstellung von Bedeutung und Zweck einer Krankheit akzeptiert und wenden sie in Einzelfällen an. Aber den Schritt, die Miasmen, aus denen ja Krankheitszustände entstehen, im gleichen Licht zu sehen haben wir noch nicht gemacht. Nach der Betrachtung dessen, was mir als auffallende Ähnlichkeit zwischen dem Geburtsvorgang und den Miasmen erscheint, werden wir diesen nächsten Schritt unternehmen und eine Perspektive diskutieren, aus der heraus die Miasmen einen nützlichen und notwendigen Platz innerhalb der Entwicklung und der Individuation der Menschheit einnehmen.

Die Analyse des Geburtsvorganges durch Stanislav Grof hat mir in ungeheurem Maße bei der Erweiterung meiner Sicht auf die Miasmen geholfen. Der Prozess der Geburt ermöglicht den Blick auf das Gesamtbild des Lebens in sehr intensiver und konzentrierter Art. Sie zeigt in kleinem Maßstab die Geschichte der Menschheit sowie die Richtung, in der sie sich bewegt. Nachdem ich mich intensiv mit ihren erstaunlichen Analogien zur homöopathischen Materia medica beschäftigt hatte (Lesen Sie zum Beispiel die Kapitel über Thuja, Argentum nitricum und Stramonium), bin ich zu der Überzeugung gelangt, dass darauf ein neues empirisches und philosophisches Fundament der Miasmenlehre begründet werden kann.

Lassen Sie mich Ihnen zunächst das Werk von Stanislav Grof vorstellen und Ihnen erklären, wie ich auf den Gedanken gekommen bin, den Geburtsvorgang als Metapher und Analogie zu den Miasmen zu sehen.

1 Reiche des menschlichen Unbewussten

Kurz nach der Entwicklung von LSD im Labor kamen Forscher auf den Gedanken, dass die Prüfung von LSD (als Ursubstanz) Psychiatern helfen könnte, die Natur von Psychosen zu verstehen. Der wahrscheinlich bekannteste Forscher auf diesem Gebiet war der Prager Psychiater Stanislav Grof, der seine wissenschaftliche Tätigkeit später in den USA fortsetzte. Er musste schnell feststellen, dass sich LSD nicht dazu eignet, neuen Einblick in das Wesen der Psychosen zu erlangen. Es könnte jedoch ein Mittel darstellen, das Tor zum Unterbewussten etwas weiter zu öffnen, um auf diesem Wege für den Prüfer bedeutsames Material zu gewinnen. Dieser Ansatz verschob die Anwendung von LSD vom wissenschaftlichen Bereich in den der Therapie. Bis zum Verbot der Verabreichung von LSD zu Therapiezwecken durch die Behörden der USA trug Stanislav Grof einen Schatz von Informationen sowohl von Prüfern als auch von Patienten zusammen. Die Ergebnisse seiner Analysen veröffentlichte er in dem Buch „Topographie des Unbewußen. LSD im Dienst der tiefenpsychologischen Forschung“. Bei der Auswertung der Tausenden von LSD-Sitzungen, denen er und seine Kollegen beigewohnt hatten, konnte er die Erfahrungen der Probanden in vier Gruppen einteilen. Diese Gruppen können auch als Schichten aufgefasst werden, da sie sowohl im Rahmen einer LSD-Sitzung als auch in der psychotherapeutischen Arbeit die Tendenz zeigen, aufeinander zu folgen.

In chronologischer Folge handelt es sich bei diesen Gruppen um:

Abstrakte Erfahrungen: im Wesentlichen sensorische Erfahrungen, zu Beginn der Sitzung auftretend, nicht verbunden mit Emotionen und anscheinend auch nicht dazu geeignet, Rückschlüsse auf die Psychologie des Individuums zu ziehen (z.B. Visionen von Farben oder Mustern).

Biographische Erfahrungen: Erfahrungen, die in Bezug zu Lebensereignissen stehen und die mit psychodynamischen Termini (Freud) verstanden werden können. Ein bestimmtes physisches und/oder psychologisches Trauma kann zum Nucleus, d.h. der Kernerfahrung, werden. Um diese Kernerfahrung gruppieren sich ähnliche Erfahrungen und lassen so ein, wie Grof es nennt, COEX-System (*System of Condensed Experience*) entstehen. Zum Beispiel kann eine traumatische Erfahrung, wie ein Autounfall, zur Kernerfahrung werden, um die sich dann andere lebensbedrohliche Erfahrungen gruppieren. Damit ist ein COEX-System entstanden, dessen

Thema die Furcht ist und dass die Art, in der wir die Welt erleben, beeinflusst. Dies könnte beispielsweise zu Agoraphobie führen.

Die Beobachtungen, die Grof bezüglich der biographischen Erfahrungen machte, können in der homöopathischen Praxis leicht bestätigt werden. In unserer Fallaufnahme folgen wir dem gleichen Gedankengang, indem wir nach der Ursache (oder Kernerfahrung) für einen bestimmten Zustand bzw. ein Problem suchen. In vielen Fällen hören wir den Patienten bei der Schilderung ihrer Symptome zu. Dennoch bleibt es für uns anhand ihrer gegenwärtigen Lebenssituation oft unmöglich, zu erkennen, warum diese Symptome vorliegen oder wie sie eine solche Intensität erlangen konnten. Das Zurückgehen zu dem anscheinend kausalen Ereignis (ein Unfall, eine Demütigung, Missbrauch, usw.) zusammen mit der Betrachtung der Art und Weise, in der dieses Ereignis erlebt wurde, kann uns helfen, den Fall zu verstehen und das passende Arzneimittel zu finden.

Perinatale Erfahrungen: In den meisten Fällen scheint das grundlegende Thema eines COEX-Systems nicht aus einer traumatischen Kernerfahrung alleine entstanden zu sein, sondern wird darüber hinaus auch noch als bedeutendes Thema der Geburtserfahrung gefunden. Es ist zum Beispiel denkbar, dass wir als tiefere Schicht der oben erwähnten Agoraphobie die Erfahrung der eigenen Geburt als traumatisches Ereignis vorfinden. So hat beispielsweise das Baby das Verlassen des mütterlichen Bauches und den Eintritt in den offenen Raum (Agora) als furchteinflößende Erfahrung erlebt.

Dies weist darauf hin, dass die Geburt, nach dem Wieder-Erleben möglicher traumatischer Lebenserfahrungen, das nächste Feld der Erfahrungen darstellt. Grof unterteilte die Geburtserfahrung in vier grundlegende perinatale Matrices (engl.: *Basic Perinatal Matrices – BPM*):

- **BPM I:** Ur-Gemeinschaft mit der Mutter (intrauterine Erfahrung vor dem Beginn der Geburt)
- **BPM II:** Antagonismus mit der Mutter (Kontraktionen in einem geschlossenen uterinen System)
- **BPM III:** Synergismus mit der Mutter (Fortbewegung durch den Geburtskanal)
- **BPM IV:** Trennung von der Mutter (Beendigung der symbiotischen Gemeinschaft und Entstehung einer neuen Form von Beziehung)

Im Weiteren werden wir uns noch detaillierter mit den Erfahrungen beschäftigen, die mit diesen einzelnen Stadien der BPMs verknüpft sind. Als Homöopathen finden wir manchmal die zentrale Idee eines Falles (die Kernerfahrung) im Prozess der Geburt, entweder aufgrund von Information durch die Eltern oder seltener, weil der Patient die Geburtserfahrung wiedererlebt.

Transpersonale Erfahrungen: Das Wieder-Erleben der Geburt eröffnet dem Individuum völlig neue Bereiche. Kurz gesagt handelt es sich bei transpersonalen Erfahrungen um Ereignisse, welche die Grenzen von Zeit und Raum durchdringen. Andere Bezeichnungen dafür sind Gipfel-Erfahrungen, spirituelle Erfahrungen oder transzendentale Erfahrungen. Dies sind immer Erlebnisse, die einen tiefgreifenden Einfluss auf das Individuum und die Art, wie es sich selbst und das Leben betrachtet, haben.

Obwohl transpersonale Erfahrungen nicht das Thema dieses Buches sind, ist es mir doch wichtig, zu erwähnen, dass der Effekt, den ein solches Erlebnis auf ein Individuum haben kann, dem Effekt eines Similimums durchaus ähnlich sein kann. Es schafft Raum und Freiheit. Es verbindet einen Menschen mit dem Willen und es verschafft Bewusstsein über den individuellen Sinn des Lebens.

2 Was der Fötus erlebt

Forschungsergebnisse der letzten Jahrzehnte haben die verbreitete Ansicht widerlegt, dass das Ungeborene über keine Erfahrung verfüge, geschweige denn eine Erinnerung an die Zeit der Schwangerschaft oder die Geburt habe. Freud bereits hatte zwar das Geburtstrauma als den Prototypen für Ängste und Zwangsneurosen des späteren Lebens bezeichnet, betrachtete es aber noch als eine Phantasie, die in späteren Lebensabschnitten konstruiert wird.

Otto Rank nahm an, dass sämtliche psychischen Probleme Reaktionen auf das Geburtstrauma seien. Aus seiner Sicht war der Uterus ein Paradies, das durch die Geburt verloren geht. Nandor Fodor konnte einige Symptome seiner Patienten in Verbindung mit den Umständen ihrer Geburt bringen, teilweise sogar mit ihrer genauen Geburtszeit. Ihm zufolge ist die Geburt so traumatisch, dass wir eine Amnesie entwickeln, um uns zu schützen.

Arthur Janov erzeugte in seiner Therapie mittels intensiver Methoden bei seinen Patienten den Ur-Schmerz, in dem der Geburtsschmerz eine zentrale Rolle einnimmt. Er konnte Verbindungen zwischen der Geburtserfahrung und körperlichen sowie emotionalen Problemen nachweisen.

Der Psychologe Leslie Lecron wies ebenfalls nachvollziehbare Zusammenhänge zwischen Umständen der Geburt und verschiedenen Erkrankungen nach.

Leonard Orr und Sondra Ray entwickelten das „Rebirthing“ als eine Methode, mit dem Geburtstrauma umzugehen.

Die Arbeit von Stanislav Grof habe ich bereits vorgestellt. Sie bildet das Fundament der Ideen, die diesem Buch zugrunde liegen.

Unter Hypnose werden zahlreiche Erinnerungen an die Geburt freigelegt. Verblüffend ist, dass das Neugeborene anscheinend in der Lage ist, zu verstehen, was von den Eltern und anderen Personen, die bei der Geburt zugegen sind, gesprochen wird. Davon wird es stark beeinflusst, sodass negative Bemerkungen oder Gefühle für sein weiteres Leben prägend wirken können. Aber die Kinder verstehen nicht nur, was gesprochen wird, sondern können auch den Wunsch verspüren, ihre eigenen Gefühle und Bedürfnisse zu kommunizieren.

Linda Matheson hat spontan berichtete Geburtserfahrungen von zwei und drei Jahre alten Kindern zusammengetragen. David Chamberlain hypnotisierte Mütter und ihre Kinder und fand starke Übereinstimmungen in den jeweiligen Schilderungen der Erfahrung der Geburt.

Chamberlain zieht die Schlussfolgerung, dass dem Ungeborenen die Verantwortung für Schwangerschaft und Geburt obliegt. Es schüttet zum richtigen Zeitpunkt die benötigten Hormone aus, um Veränderungen der mütterlichen Physiologie herbeizuführen. Es hält die Mutter davon ab, ihn abzustoßen und es entscheidet auch über die Dauer der Schwangerschaft. Es legt fest, wann die Geburt vorbereitet wird und gibt den hormonellen Startschuss zur Einleitung der Geburt. Intrauterine Erektionen, Träume, Lächeln und Weinen sind bereits beobachtet und dokumentiert worden.

Im Gegensatz zu früheren Ansichten hat ein Fötus bereits Sinne entwickelt, die ihm helfen, seine Umgebung wahrzunehmen. Ich persönlich bin der Ansicht, dass den extra-sensorischen Wahrnehmungen eine noch größere Bedeutung zufällt. Bei Erwachsenen können wir diese *Extra-Sensorischen Perzeptionen* (ESP) – auch Außersinnliche Wahrnehmungen (ASW) genannt – bei Menschen beobachten, die entweder aufgrund von Traumata oder spirituellen Entwicklungen in der Lage sind, die Grenzen des physischen Körpers hinter sich zu lassen. Sie können Dinge wahrnehmen, die den normalen Sinnen nicht zugänglich sind. Für ein Neugeborenes, das im physischen Sinne noch sehr rein ist, sind diese extra-sensorischen Wahrnehmungen wahrscheinlich völlig normal, weil seine Seele noch kaum im Körper inkarniert ist. Das bedeutet, dass sie sehr leicht und oft aus dem Körper hinauszugehen und wieder in ihn einzutreten vermag. Es wäre sehr schwierig, einige der Beobachtungen aus Untersuchungen von Föten und Neugeborenen schlüssig zu erklären, wenn man die Existenz solcher extra-sensorischer Wahrnehmungen in Abrede stellen wollte.

Eine Mutter berichtet: „Als mein ältester Sohn erst ein paar Wochen alt war, lag ich ganz ruhig im Bett und hatte ihm dabei den Rücken zugewandt. Ich war überzeugt, dass er tief und fest schlief. Plötzlich hörte ich in mir etwas, was ich irgendwie unzweifelhaft als seine Stimme erkannte. Und diese Stimme sagte zu mir: ‚Mama, ich habe Hunger.‘ Ich drehte mich um und schaute in seine weit geöffneten Augen, mit denen er mich ansah.“

Die Vorstellung, dass es möglich ist, aus dem eigenen Körper hinauszutreten, wird auch durch die folgende Geschichte gestützt, von der ein Vater berichtet.

„Als unser ältester Sohn erst ein paar Monate alt war, wechselten meine Frau und ich uns beim Schlafen mit ihm zusammen ab, damit wir ausrei-

chend Schlaf finden konnten. Das war notwendig geworden, weil er sehr leicht aufwachte und seinen Schnuller noch nicht finden konnte. Eines nachts war es wieder einmal an mir, bei ihm zu sein. Mitten in der Nacht begann er zu weinen und mir gelang es nicht, ihn wieder zu beruhigen. Plötzlich aber entspannte er sich und schlief wieder ein. Das erstaunte mich, vor allem war ich aber glücklich darüber und schlief wieder ein. Während der restlichen Nacht wachte er dann nicht mehr auf. Am nächsten Morgen kam meine Frau ins Schlafzimmer und fragte mich, ob ich ihn von ihr weggenommen habe. Meines Wissens war er aber die ganze Nacht bei mir gewesen. Sie erzählte mir, sie habe ihn aus ihrem sehr tiefen Schlaf heraus weinen gehört und hätte bemerkt, dass es mir nicht gelang, ihn zu beruhigen. Sie sei zwar sehr müde gewesen, habe sich jedoch trotzdem aus dem Bett gequält, ihn mit sich genommen und sei wieder in ihr Bett gegangen. Ihre Schilderung erklärte mir seine abrupte Entspannung. Sie musste ihren Körper verlassen und auch unseren Sohn aus seinem Körper hinaus geholt haben, da ich sie weder in unser Zimmer hineinkommen, noch ihn zu sich nehmen sah."

Die Annahme, dass die Entität des Fötus lange vor der Geburt, ja sogar vor der Empfängnis, schon über eine definierte Identität verfügt, wird durch den folgenden Erfahrungsbericht eines Vaters gestützt:

„*Während der zweiten Schwangerschaft meiner Frau meditierte ich eines Tages. Ich ruhte in mir und meine Gedanken waren leer, als ich auf einmal in mir eine klare Stimme vernahm, die sagte: ‚Der Name deiner Tochter soll Maria sein.' Das wurde mit einer solch ruhigen Autorität gesagt, dass ich keine Sekunde daran zweifelte, dass unser nächstes Kind tatsächlich ein Mädchen sein würde. Es wurde dann wirklich ein Mädchen und wir gaben ihr den Namen Maria.*"

In den letzten Jahren haben zahlreiche Berichte aus Ost und West dem Konzept der Reinkarnation eine gewisse Plausibilität verliehen. Auch scheinen kleine Kinder oft noch Erinnerungen an ihre früheren Leben zu haben. Ein Vater erzählt dazu die folgende Geschichte über seinen zweijährigen Sohn:

„*Als er dazu aufgefordert wurde, aufzuräumen, fragte er ‚Warum haben wir kein Dienstmädchen?' Dieser Ausdruck wird im Holländischen heutzutage praktisch nicht mehr verwendet und es erstaunte mich, dass er dieses Wort überhaupt kannte. Ich fragte ihn ‚Ein Dienstmädchen?' Woraufhin er sagte ‚Ja, wie vorher.' ‚Wann?' fragte ich. 'Als wir in dem Schloss in Frankreich gelebt haben, in den Bergen, im Schnee. Da hatten wir ein Dienstmädchen'.*"

Der gleiche Junge schaute kurze Zeit später zusammen mit seinen Eltern Dias an, die ein Jahr vorher während einer Reise nach Griechenland entstanden waren. Beim Anblick eines dieser Bilder, das ein kleines Gebäude in Delphi zeigte, rief er plötzlich erregt aus „Das habe ich gebaut!". „Du hast das gemacht?", fragten ihn die Eltern. „Ja, damit man Geschenke dorthin bringen kann." In der Tat war genau dieses Gebäude von einer der Provinzen des griechischen Reiches dazu benutzt worden, Schätze einzulagern, die dem Reich geschenkt worden waren.

ESP müssen in irgendeiner Form Teil der Erfahrung eines Kleinkindes sein. Das wird durch die Beobachtung nahegelegt, dass ein vier Minuten alter Säugling das Gesicht seiner Mutter aus einer Reihe von gezeigten Bildern erkennen kann, obwohl er ihr Gesicht noch nicht selbst gesehen hat. Durch Verwendung von Spektogrammen der Stimme eines Neugeborenen ist es möglich, festzustellen, ob die Schwangerschaft problematisch verlaufen ist oder die Eltern während dieser Zeit häufig miteinander gestritten haben. Dies ist ein klarer Hinweis auf den Einfluss, den der Zustand der Eltern während der Schwangerschaft auf das Kind hat. Der Gedanke der Wahrnehmung von Sprache entstand aus der Beobachtung, dass Babys zwar interessiert zuhören, wenn ihnen aus einem Buch vorgelesen wird, sie dieses Interesse jedoch verlieren, wenn das gleiche Buch rückwärts gelesen wird. In der Regel verlieren Kinder die Fähigkeit der extra-sensorischen Wahrnehmung und die Erinnerung an frühere Leben im Alter von sieben Jahren. Aber bis dahin können sie uns wunderbare Dinge erzählen.

Ein dreijähriges Mädchen befand sich in einem akuten Fieberzustand. Da sie vorher auf Silicea als Mittel für ihre chronischen Beschwerden gut reagiert hatte, wurde es jetzt auch als Akutmittel gegeben. Nachdem sie sich einige Stunden später völlig erholt hatte, erzählte sie, dass nach der Einnahme des Mittels ein helles Licht durch das Fenster in ihr Zimmer gekommen wäre und ein Engel neben ihrem Bett gestanden habe. Der Engel sei dann in ihren Körper eingetreten, woraufhin sie eingeschlafen wäre. Als sie später wieder aufgewacht sei, habe sie sich gesund gefühlt. Während späterer akuter Erkrankungen verlangte sie dann immer nach dem Silicea-Röhrchen, ohne das Mittel jedoch einzunehmen. Sie hielt es immer nur in der Hand und sagte, dass das völlig ausreichen würde. Und ich muss sagen, dass sie damit nie Unrecht hatte.

Es gibt Hinweise darauf, dass das Einbeziehen von Erinnerungen an Erfahrungen aus früheren Leben bei der Lösung eines Falles von Nutzen sein kann. Deborah Collins hat über mehrere Fälle von Patienten berichtet, die in einer Rückführungstherapie wiedererlebt haben, von den Nazis in Gaskammern ermordet worden zu sein. Sie hat diese Menschen dann erfolgreich mit Hydrocyanicum acidum behandelt, einem Bestandteil des Cyclon-B, das die Deutschen zur Ermordung der Juden verwendeten – wobei sie das Mittel auch anhand der aktuellen Beschwerden bestätigen konnte.

Das Ziel der homöopathischen Fallaufnahme besteht in der breitestmöglichen Erfassung der Totalität, was die frühesten Erinnerungen mit einschließt. Viele dieser Erinnerungen sind unbewusster Art. Das heißt, sie beeinflussen das Leben dieses Menschen, ohne dass er sich der Herkunft seiner Gefühle und Verhaltensweisen bewusst ist. Der Anteil ungelöster traumatischer Erfahrungen aus der Geburtserfahrung stellt höchstwahrscheinlich den wesentlichen Kern jener unbewussten Erinnerungen dar.

3 Sprache der Geburt

Unsere Sprache ist voller Ausdrucksweisen, die mit der Geburt in Verbindung gebracht werden können, entweder metaphorisch oder auch in direkter Form. Indem wir erkennen, wie unsere Patienten solche Ausdrücke verwenden, können wir entscheiden, auf welches Stadium der Geburt sie sich beziehen und, wie ich später noch ausführen werde, mit welchem Miasma sie zu verbinden sind. Schauen wir uns einige Beispiele an:

- „Ich komme nicht in Gang."
- „Ich stecke fest."
- „Ich habe keinen Raum."
- „Ich fühle mich erdrückt."
- „Ich schlage meinen Kopf gegen eine Mauer."
- „Ich kann meinen Weg nicht finden."
- „Ich weiß nicht, welchen Weg ich gehen soll."
- „Ich sehe keinen Ausweg."
- „Ich habe Angst, das Haus zu verlassen."
- „Ich kann mich hinauskämpfen."
- „Es gibt keinen Weg zurück."
- „Ich komme da nicht durch."
- „Ich kann das Licht nicht sehen."
- „Ich muss ausbrechen."
- „Ich fühle mich gezogen."
- „Ich fühle mich gestoßen."

Die Lebenssituation kann von einem Patienten auch in der „als-ob"-Form geschildert werden. Diese kann, symbolisch interpretiert, wie eine der oben angeführten oder ähnlichen Formulierungen gedeutet werden. Manchmal drücken Menschen ihre aktuelle Lebenssituation auch unmittelbar in der symbolhaften Sprache der Geburt aus. Der folgende Fall macht das auf recht dramatische Art deutlich. Er befindet sich in Übereinstimmung mit der Art von Erfahrungen des Wieder-Erlebens, von denen Stanislav Grof in seiner Arbeit berichtet hat (vgl. Kap. 6).

Fall 1

Eine 20 Jahre alte Frau leidet seit dem Alter von 7 Jahren unter allergischen Beschwerden. Sie reagiert besonders allergisch auf Milch, aber auch auf Schweinefleisch, bestimmte Gemüsesorten, Pilze, Hausstaub, Vögel, Insektenstiche, Zwiebeln und Schokolade. Die allergische Reaktion zeigt sich in schweren Asthmaanfällen. Darüber hinaus leidet sie unter Halluzinationen.

Der Schlüssel zu diesem Fall lag in ihrer Lebensgeschichte: „Mein Vater war ein Seemann, der nur zwei Monate pro Jahr zu Hause war ... Wenn Vater dann da war, war es ein Fest für uns. Wenn meine Eltern aber Streit hatten, mussten wir nach oben gehen. Ich dachte dann immer ‚Jetzt werden sie sich scheiden lassen', was auch geschah, als ich 10 Jahre alt war ... Ich fühlte mich schuldig, wenn sie miteinander stritten. Nach der Scheidung lebte ich in den zwei Monaten, in denen er an Land war, bei ihm. Als ich eines Tages nach Hause kam, stellte er mich einer Frau vor und sagte ‚Das ist deine neue Mutter.' Von diesem Moment an waren die Türen zu seinen Zimmern verschlossen. Ein Sohn dieser Frau missbrauchte mich und als ich es meinem Vater erzählte, sagte er nur, es wäre meine eigene Schuld gewesen. Ich durfte meine Mutter nicht mehr sehen und so packte ich eines Tages ein paar Kleidungsstücke in eine Tasche und flüchtete zu ihr. Plötzlich wanderte mein Vater dann in die USA aus und warf einen Teil meiner Sachen einfach auf den Bürgersteig. Den Rest habe ich nie mehr zurückbekommen. Meinen Vater habe ich seitdem nicht mehr gesehen. Ich hatte sehr große Angst vor ihm. Nachdem ich von ihm fortgelaufen war, hatte ich Angst vor dem Telefon und der Post. Ich hatte Angst, alleine auf der Strasse zu sein und Angst, dass er mich von der Schule abholen würde.

Ich dachte, dass der Streit zwischen meinen Eltern und ihre Scheidung meine Schuld sei. Mein Vater zwang mich dazu, eine Menge Hausarbeit zu machen, aber ich machte alles falsch. Ich wurde für alles zur Verantwortung gezogen. Wenn sich Menschen heute in meinem Haus streiten, fühle ich mich schuldig. Und bei Meinungsverschiedenheiten ist es für die anderen sehr einfach, mich dazu zu bringen, dass ich mich schuldig fühle. Also höre ich sehr schnell auf, zu argumentieren und gebe klein bei.

Ich bin sehr empfindlich gegenüber Krieg und wenn ich Kriegsberichte im Fernsehen sehe, habe ich nachts Alpträume. Im Schlaf höre ich Flugzeuge, Schüsse und Schreie und wache mit großer Angst auf.

Ich habe auch Erscheinungen. Ich sehe sieben kleine grüne Männer in weißen Mänteln, die in mein Schlafzimmerfenster starren. Dann kommen sie herein und versuchen, mich zu fangen. Voller Furcht verstecke ich mich.

Einmal ging ich durch das Haus und stolperte über einen Hund, der aber gar nicht existierte. Ich habe ihn trotzdem gesehen. In der Stadt wurde ich von einem Mann in Lederbekleidung verfolgt und mit einer Pistole bedroht. Dann bildete ich mir ein, ich würde erschossen. Niemand außer mir hat diesen Mann gesehen. Ich verscheuchte ihn, indem ich eine Zeichnung machte.

Ich habe sehr große Angst vor der Zukunft, vor Computern, Robotern, Gewächshäusern, vor dem Krieg – davor, dass alles kalt wird, ohne jede Wärme und Atmosphäre ist. Schon als Kind habe ich beschlossen, keinen Beruf zu ergreifen, der von einem Roboter übernommen werden könnte. Dinge übernehmen die Macht. An einem bestimmten Punkt könnten Roboter über die Menschen herrschen, anstatt umgekehrt. Ich habe auch große Angst davor, dass UFOs kommen und mich holen.

Ich habe Angst vor Spinnen und träume von ihnen. Ich fürchte mich vor Aufzügen, überfüllten Bussen und Zügen und vor Feuer ... Ich träume auch von Feuer. Manchmal beginne ich vor lauter Angst zu hyperventilieren."

Die Patientin ist von Beruf Künstlerin und auf meinen Wunsch hin brachte sie ein paar ihrer Gemälde mit zu einem Follow-up-Termin. Auffallend ist, dass auf vielen ihrer Gemälde Skelette und Knochen zu sehen sind und dass sie oft mit den Farben Schwarz und Rot arbeitet. „Ich bin fasziniert vom Tod, vom Mysteriösen. Ich habe keine Angst vor dem Tod, sondern würde sogar gerne als Freiwillige an einem Forschungsprojekt teilnehmen, um den Tod zu erleben."

Das Bild auf der nächsten Seite ist in den Farben Rot, Schwarz und Weiß gemalt. Neben dieses Bild hat sie ein Gedicht geschrieben, das hier ebenfalls wiedergegeben ist. Die hier abgedruckte Version ist aus dem Holländischen übersetzt.

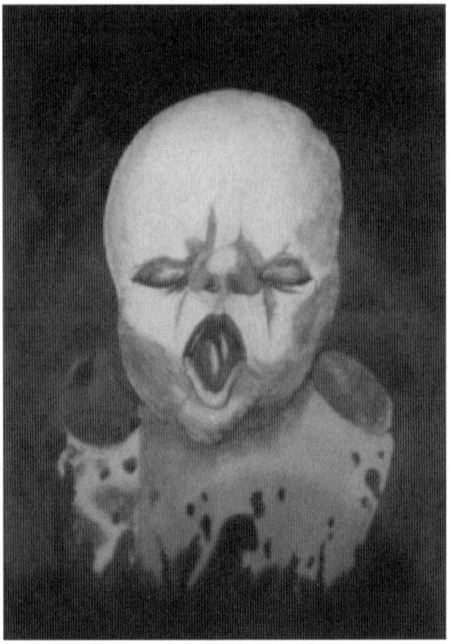

... Rufend und schreiend
ging das Kind
seiner Vernichtung entgegen,
während teuflische Mächte
seinen Körper verstümmelten
und aufrissen.
Seine lebendige Seele
wurde vom Bösen übernommen.
Und so reiste das Kind weiter
zu jenem Reich, in dem Luzifer
Gott ist ...

Meiner Auffassung nach bestand das wichtigste Element dieses Falles in der Wahnidee, an Streitgesprächen schuldig zu sein, besonders auch Schuld an der Scheidung ihrer Eltern zu tragen. Dieses Thema alleine weist schon direkt auf Magnesium bromatum (Jan Scholten). Allerdings stützen noch viele ihrer Symptome die Verordnung dieses Mittels.

Für Magnesium finden wir folgende Indikationen:

- Milch: Abneigung und agg.
- Gemüse: Verlangen und agg.
- Müdigkeit
- Empfindlich gegenüber Streitgesprächen/Krieg/Gewalt
- Scheidung in der Vorgeschichte
- Träume von Feuer

Für Brom finden wir:

- Schokolade: Verlangen und agg.
- Asthma
- Schuldgefühle
- Wahnidee; verfolgt zu werden
- Halluzinationen

Seit der Gabe von Magnesium bromatum C 200 hat die Patientin keinen einzigen Asthmaanfall mehr erlitten. Seit vier Jahren geht es ihr sowohl physisch als auch psychisch sehr gut. Sie ist frei von Halluzinationen und auch ihre Ängste haben merklich abgenommen. Das Mittel wurde einmal in der gleichen Potenz wiederholt.

4 Symptome aus Schwangerschaft und Geburt

Die Erkenntnis, dass Symptome aus der Schwangerschaft und der Geburt von Bedeutung sind, ist in der Homöopathie nicht neu. In Kents „Zur Theorie der Homöopathie“ (S. 149-150) können wir folgendes lesen:

„Heutzutage gebärt ja keine Frau von leidlicher Gesundheit, ohne gewisse Symptome anzugeben, welche nach einem Heilmittel verlangen. Gibt man aber bei den Presswehen Chloroform, so macht man es der Gebärenden damit unmöglich, die Symptome ihres Zustandes anzugeben. Eine Gebärende kann gegen das Ende der Geburt Symptome angeben, die für einen intelligenten Arzt die Indikatoren sind für das Heilmittel, das sie braucht (und mit dem man vielleicht ein lebenslanges Leiden überwinden, besiegen könnte). Wird aber Chloroform gebraucht, so unterbleibt die Offenbarung dessen, was sie benötigen würde, das Geheimnis besteht weiter. Das ist sehr bedauerlich.“

In seinem Buch „Homöopathische Arzneimittelbilder“ (Bd. 2, S. 119-120) geht Kent noch näher auf dieses Thema ein:

„Wenn der Homöopath die Gebärende schon in der Zeit der Schwangerschaft betreut hat, sollte es ihm leicht fallen, die richtige Arznei zu wählen, um diese unregelmäßigen Uteruskontraktionen zu beseitigen oder sie ganz zu verhüten. Die Wehen werden dann nicht so heftig sein. Natürlich werden Sie nicht immer in der Lage sein, die Schwangeren optimal auf die Geburt vorzubereiten – sie werden es nicht immer zulassen. Wie zu keiner anderen Zeit neigen Frauen nämlich in der Spätphase der Schwangerschaft dazu, sich auf sich selbst zu verlassen und ihren eigenen Vorstellungen und Einfällen zu vertrauen. Eine Frau sollte während ihrer Schwangerschaft durchgängig homöopathisch behandelt werden, und manchmal ist es auch sinnvoll, die Behandlung darüber hinaus fortzuführen. Die Schwangerschaft ist eine günstige Zeit für eine homöopathische Behandlung, weil Symptome an die Oberfläche kommen, die sich sonst niemals zeigen würden. Wenn die Patientin psorisch veranlagt ist, kann dies bis zum Eintritt der Schwangerschaft latent geblieben sein; die Schwangerschaft ist dann das auslösende Moment, das die konstitutionellen Schwächen endgültig herausbringt. Sie stellt daher für den Homöopathen eine guten Gelegenheit dar, den Fall zu durchdenken und der Patientin auf einer breiteren Symptomenbasis das passende Konstitutionsmittel zu verschreiben. Dieses Konstitutionsmittel wird nicht nur die neu entstandenen Symptome beseitigen und die Schwangere bestmöglich auf die Geburt vorbereiten, sondern es wird auch insgesamt eine größere Ordnung in ihrem Organismus herbeiführen. Fortan wird sie von vielen Übeln befreit durchs Leben gehen können, geheilt von mancherlei Erkrankungen, die sonst vielleicht erst bei einer anderen Gelegenheit herausgekommen wären. Eine Frau, die einiges über die Homöopathie weiß, begibt sich bei einer Schwangerschaft grundsätzlich in homöopathische Behandlung und ist bestrebt, dem Arzt so viele Details ihrer Beschwerden mitzuteilen wie möglich, damit dieser den Fall gründlich durchdenken kann. Dabei muß der Arzt diejenigen Dinge, die nur während der Schwangerschaft zu beobachten sind, zu den konstitutionellen Symptomen hinzufügen, die in der schwangerschaftsfreien Zeit vorherrschen, denn sie alle sind Ausdruck einer Störung bei ein und derselben Person. Schließlich ist es die Patientin, die behandelt werden soll, nicht irgendeine Krankheit. Schwangerschaftsbeschwerden sind lediglich eine andere Ausdrucksform von Störungen und Ungleichgewichten innerhalb des Organismus."

Aus der homöopathischen Praxis wissen wir, dass die Symptome aus der Schwangerschaft für die Wahl des passenden Mittels für ein Kind sehr wichtig sein können. Sehr häufig bestätigen diese Symptome das Mittel, das zum aktuellen Zustand des Kindes passt.

Fall 2

Ein einfaches Beispiel aus meiner Praxis: Ein Baby leidet unter Koliken und die Mutter beruhigt es, indem sie es auf ihre Schulter legt. Das einzig Bemerkenswerte an ihrer Schwangerschaft waren heftige Koliken, an denen sie im 5. Monat litt. Sie krümmte sich dann zusammen und presste die Hände auf den Unterbauch, um die Schmerzen zu lindern. Colocynthis half dem Kind.

- Abdomen; Schmerzen; Allgemein, Schwangerschaft, während der
- Abdomen; Schmerzen; Allgemein, Druck amel.
- Abdomen; Schmerzen; Allgemein, Zusammenkrümmen amel.
- Abdomen; Schmerzen, Bauchlage amel.

Auch die Reaktion der Eltern auf die Schwangerschaft kann helfen, das Mittel für das Kind zu erkennen.

Fall 3

Ein schlanker Junge leidet an Kopfschmerzen und Nasenbluten. Sein Vater war vehement gegen die Schwangerschaft, weil das erste Kind der Familie stark verhaltensauffällig ist. Seine Mutter sagt über den Jungen: „Er ist ein sehr liebenswertes Kind, man muss ihn einfach lieben." Nach Phosphorus wurde er wütend, legte innerhalb eines Monats 8 kg an Gewicht zu und seine Kopfschmerzen und das Nasenbluten verschwanden.

- Allgemeines; mager
- Nase; Nasenbluten; Kindern, bei
- Kopfschmerzen; Schulmädchen, bei
- Gemüt; Liebevoll, herzlich
- Gemüt; Beschwerden durch Kummer, schwächt Konstitution
- Gemüt; Beschwerden durch enttäuschte Liebe

Die Idee des Arzneimittels Phosphorus ist es, sich das Recht zu leben durch eine sehr liebenswerte, fröhliche, offene und sympathische Wesensart zu verdienen. Dies bestätigt sich auch im nächsten Fall.

Fall 4

Eine 32 Jahre alte Frau sucht mich auf wegen mehreren physischen und psychischen Beschwerden (die hier nicht relevant sind) und der Neigung zu Fehlgeburten. Sie erscheint als sehr offen und enthusiastisch und ist immer bemüht, andere aufzumuntern. „Man lebt nur einmal und ich will alles erleben." In allem, was sie unternimmt, ist sie sehr ehrgeizig, denn „dann werden sie mich mögen." Sie ist auch sehr bestrebt, eine Atmosphäre von Offenheit und Harmonie zu erzeugen. „Ich würde gerne alle Trauer dieser Welt beseitigen und hätte gerne, dass die Menschen spüren, dass es Spaß macht, zu leben."

In ihrer Familie war sie das vierte Mädchen und wurde geboren, nachdem ihre Mutter sich hatte sterilisieren lassen. „Es hätte mich nicht geben sollen." Unter der Geburt wäre ihre Mutter beinahe gestorben. Kurz nach ihr kam noch ein weiteres Kind zur Welt und diesmal war es der Junge, den sich die Eltern schon immer gewünscht hatten. „Ich habe mich schon immer schuldig gefühlt, da zu sein." „Ich hätte gerne ein Kind und würde ihm so viel Liebe geben."

Phosphorus wurde durch einige Schlüsselsymptome bestätigt; sie reagierte sehr gut auf das Mittel und ihr überbordender Enthusiasmus und die überzogene Fröhlichkeit nahmen gemäßigtere Züge an.

Die folgende Fallschilderung zeigt erneut, dass die Verfassung der Eltern während der Schwangerschaft wertvolle Hinweise zur Gesamtheit eines Falles beisteuern kann.

Fall 5

Dies ist der Fall eines acht Jahre alten schüchternen Mädchens mit kalten Händen. Während des Gespräches hält sie ihre Finger im Mund. Seit ihrer Geburt hat sie Schnupfen, der sich mit Juckreiz der Haut abwechselt. Als sie knapp zwei Jahre alt war, riss sie sich im Schlaf systematisch von links nach rechts alle Haare aus. Ihr Schlaf war unruhig und sie weinte währenddessen. In regelmäßigen Abständen wurde sie von Ohrenbeschwerden geplagt. Sie reagiert zudem allergisch auf verschiedene Pollen und Bäume, hat eine Abneigung gegen Milch und schwitzt an den Füssen. Differentialdiagnostisch kommen hier Silicea und Arsen in Betracht. Während der Schwangerschaft herrschten starke Spannungen, weil der Vater in Gefahr war, seine Arbeit zu verlieren. Die Mutter hatte deshalb große Angst, die finanzielle Sicherheit zu verlieren. Arsenicum album war das Mittel des Kindes:

- Gemüt; Anspruchsvoll
- Gemüt; Ziehen, Verlangen zu, Haare, an den eigenen
- Gemüt; Furcht, Armut vor

Veränderungen im Verhalten der Mutter während der Schwangerschaft sind ebenso wertvolle Hinweise.

Fall 6

Ein vier Monate alter Säugling litt unter feuchter und verkrusteter Dermatitis des Gesichts. Während der Schwangerschaft war die Mutter ungewöhnlich sensibel gegenüber dem Leiden anderer. Wenn sie Berichte aus den Kriegsgebieten von Somalia und Bosnien sah, weinte sie aus verzweifelter Wut über die Ungerechtigkeiten, die dort stattfanden. Im Verlauf der Schwangerschaft hatte sie ein starkes Verlangen nach geräucherten Würsten entwickelt. Causticum brachte die Dermatitis zum Abheilen.

- Gesicht; Hautausschläge, krustig, schorfig
- Gesicht; Hautausschläge, Ekzem
- Gesicht; Hautausschläge, feucht
- Gemüt; Mitfühlend
- Gemüt; Weinen, Mitgefühl mit anderen, aus
- Gemüt; Empfindlich gegen Ungerechtigkeit
- Allgemeines; Speisen und Getränke, Fleisch, Verlangen nach, geräuchert

Dies ist ein gutes Beispiel für Fälle, in denen ohne Einbeziehung der Schwangerschaft nicht genügend Symptome für eine sichere Verschreibung vorhanden wären.

Im nächsten Fall tauchte während der Schwangerschaft das Thema der Ungerechtigkeit ebenfalls auf. Hier war allerdings hauptsächlich der Vater betroffen. Welcher Umstand hier jedoch auslösend für den Zustand des Kindes war – die Situation des Vaters und/oder die Reaktion der Mutter darauf – ist im Nachhinein unmöglich festzustellen. Auf jeden Fall aber verliefen sie zeitlich synchron.

Fall 7

Ein vier Jahre altes Mädchen hat nächtliche Schmerzen in den Schamlippen. Sie reibt sie, presst ihre Hände darauf und weint. Als sie noch ein Baby war, waren die Schamlippen miteinander verwachsen, was die Miktion sehr schmerzhaft machte. Während der Schwangerschaft war der Vater im Iran als politischer Aktivist in Haft und wurde dort gefoltert. Genau wie der Vater ist auch die Tochter ein sehr sensibler und sanfter Mensch. Sie wurde in der Steißlage geboren. (In meiner Praxis habe ich Steißlagen öfter in sykotischen Fällen erlebt [vgl. Kap. 6.4.9 Medorrhinum]). Staphisagria heilte das Kind.

- Gemüt; Beschwerden durch Grobheit, Unhöflichkeit anderer Personen
- Gemüt; Beschwerden durch Zorn mit Entrüstung
- Gemüt; Ungerechtigkeit ertragen, kann keine
- Weibliche Genitalien; Empfindlichkeit, Labien, gegen Berührung

Traumatische Ereignisse aus der Schwangerschaft sind von großer Bedeutung, um den aktuellen Zustand eines Kindes zu verstehen und Hinweise auf das von ihm benötigte Arzneimittel zu erhalten. Informationen, die solche traumatischen Geschehnisse während der Schwangerschaft betreffen, können auch noch in späteren Lebensabschnitten bei der Suche nach dem passenden Arzneimittel hilfreich sein. Dabei kann es sich um Ereignisse handeln, die auf die Eltern – besonders die Mutter – oder auch das Kind traumatisch einwirken.

Es ist seltener, das angezeigte Mittel für ein Kind über die Wehensymptome der Mutter zu finden. Dies hat aber weitgehend seine Ursache darin, dass wir diesen Symptomen zu wenig Aufmerksamkeit schenken und es bisher versäumt haben, uns tiefer mit diesem Thema zu beschäftigen. Das für uns Homöopathen Interessante am Prozess der Geburt ist, dass die Symptome aufgrund der Intensität dieser kondensierten Erfahrung sehr zuverlässig sind. Da gibt es keine Scharade, kein Theoretisieren, kein Versteckspiel – wir sehen nur, was wirklich ist. Belassen Sie es nicht dabei, wenn die Mutter sagt, die Geburt sei normal verlaufen, weil das Kind in einer durchschnittlichen Zeit entbunden wurde. Fragen Sie nach einer detaillierten Beschreibung ihrer Erfahrung.

Fall 8

Dies ist der Fall eines vier Jahre alten Kindes. Die Mutter konnte während der Geburt die Schmerzen nicht mehr ertragen. Sie war sehr wütend auf den Arzt, der ihr sagte, sie müsse sich hinlegen, obwohl sie aufstehen und herumgehen wollte. Sie fühlte sich von der Hebamme und dem Assistenten gestört und schickte sie aus dem Raum. Sie konnte es nicht ertragen, von irgend jemandem berührt zu werden. Während der Auskultation verspürte sie den Drang, den Arzt zu schlagen. Das Kind, ein Mädchen, kommt aufgrund von Verhaltensauffälligkeiten in die Praxis. Sie schlägt, tritt und wirft mit Gegenständen. Den Zahnarzt hat sie ins Gesicht geschlagen. Wann immer sie an körperlichen Beschwerden leidet, will sie getragen werden. Sie leidet an Otitis mit Rötung eines Ohres. Chamomilla heilte den Fall.

Symptome der Mutter und des Kindes:

- Weibliche Genitalien; Wehenschmerzen, Verzweiflung, treiben sie zur
- Gemüt; Bett, aufstehen, muss während der Wehen
- Gemüt; Widerwärtige Stimmung
- Gemüt; Widersprechen, Neigung zu

- Gemüt; Ärger, Zorn, Wut, Schmerzen über
- Gemüt; Schmerzen, Ruhelosigkeit durch
- Gemüt; Störung, Abneigung gegen
- Gemüt; Berührung, Abneigung gegen
- Gemüt; Schlagen
- Gemüt; Treten
- Gemüt; Wirft Gegenstände fort
- Gemüt; Getragen zu werden, Verlangen
- Ohren; Verfärbung, Rötung, einseitig

Noch seltener gelingt es, die mögliche Geburtserfahrung des Kindes als Hilfe zur Mittelfindung einzusetzen.

Fall 9

Ein einjähriger Junge reagiert extrem sensibel auf alle äußeren Stimuli. Die Entbindung erfolgte durch Kaiserschnitt. Er ist fasziniert von Bällen und Luftballons. Zugleich ist er ungeheuer ängstlich, dass sie von scharfen Gegenständen angestochen werden könnten (wie es bei der Geburt mit dem Uterus geschah). Er schreit plötzlich, als wenn er großen Schmerz empfinden würde. Am liebsten lässt er sich bei geschlossenen Vorhängen und gelöschtem Licht zu Bett bringen. Er schlägt nach der Mutter, wenn sie ihn berührt oder ihn anziehen will. Er hat Angst vor ihrem Bauch, nach dem er auch schlägt. Er schlägt sie auch, wenn er ein anderes Baby im Fernsehen sieht. Antimonium crudum beruhigte ihn so sehr, dass die Mutter es als ein Wunder bezeichnete.

- Gemüt; Reizbarkeit; Berührung, durch; Kind schreit
- Gemüt; Mürrisch; Kindern, bei; weint, wenn es berührt wird
- Gemüt; Bett; will im Bett bleiben
- Gemüt; Gesellschaft; Abneigung gegen; Einsamkeit, liebt die
- Gemüt; Störung, Abneigung gegen
- Gemüt; Gereiztheit bei Kindern
- Gemüt; Träume; Verletzungen
- Gemüt; Träume; Verstümmelung
- Gemüt; Träume; Verletzt zu werden, als sollte er

- Gemüt; Berührung, Abneigung gegen
- Gemüt; Wahnidee; Verstümmelte Körper
- Gemüt; Sentimental; Mondschein, bei (der Mond steht symbolhaft für die Mutter, der Vollmond für den ausgefüllten, runden Uterus)

Ein weiterer Chamomilla-Fall liefert ebenfalls ein schönes Beispiel dafür, wie der Zustand eines Kindes mit der Art und Weise korrespondiert, in der die Mutter die Schwangerschaft und Geburt erlebt hat. Auch in diesem Fall gab die Mutter zunächst nur an, Schwangerschaft und Geburt seien ohne Probleme verlaufen, weil ihre Tochter binnen weniger Stunden zur Welt gekommen sei. Ich bat sie um eine detailliertere Schilderung. Anhand dessen, was sie dann berichtete, wird deutlich, wie eine Geburt in sich selbst einen Fall bilden kann. Wenn dann Symptome des Kindes vorliegen, die das Mittel für die Geburtssymptome bestätigen, kann man das Arzneimittel mit Zuversicht verschreiben.

Fall 10

Ein vier Monate altes, unglückliches Baby wird zu mir gebracht. Es schreit oft und streckt sich, als wenn es unter Schmerzen litte, wobei es einen ärgerlichen Eindruck macht. Das Mädchen sucht kaum den Kontakt zu ihrer Mutter und nichts scheint sie zufrieden zu stellen.

Während der Schwangerschaft hatte die Mutter das Gefühl, als passe das Baby nicht richtig in ihren Bauch. Sie hatte permanente Schmerzen und war reizbar. Die Entbindung verlief bis auf den Abschluss der Dilatationsphase komplikationslos (was typisch ist für Chamomilla, wie wir später im Kapitel über die Sykose sehen werden). Ein „Sturm von Geburtsschmerzen" fiel über sie her, der nur schwer auszuhalten war. Die Schmerzen waren so wild und heftig, dass sie in Panik geriet. Es gab keine Position, die ihr Erleichterung verschaffen konnte. Sie hatte das Gefühl, sie habe keine Kontrolle mehr über ihren Körper. Sie ging umher, stützte sich auf andere, und sagte zu ihnen: „Haltet mich und bleibt bei mir!" Unter keinen Umständen hätte sie sich hinlegen können. Aufgrund der Schmerzen in der Sakralregion sagte sie zu ihrem Mann: „Du musst mich dort massieren!" Sie zitterte und fing schließlich an zu schreien. Es wurde schwierig, in Kontakt mit ihr zu bleiben. Sie selbst fühlte sich dabei, als wenn sie aus der Welt getreten wäre.

- Gemüt; Ärger; allgemein, Schmerzen, über

- Allgemeines; Strecken, sich recken
- Gemüt; Unzufrieden, allem, mit
- Gemüt; Angesehen werden, erträgt nicht
- Abdomen; Schmerzen; allgemein, während der Schwangerschaft
- Weibliche Genitalien; Wehenschmerzen, Verzweiflung, treiben sie zur
- Gemüt; Diktatorisch
- Gemüt; Ruhelosigkeit; Schmerz, durch
- Gemüt; Schreien; Schmerzen, vor
- Allgemeines; Zittern, Schmerzen
- Allgemeines; Ohnmacht; Schmerzen, durch

In einem weiteren Fall von Chamomilla – welches ein Mittel ist, das fast immer über die Analyse des Geburtsvorganges bestätigt werden kann – stützt sich die Verschreibung auf Symptome sowohl der Schwangerschaft als auch der Geburt.

Fall 11

Ein einjähriges Mädchen ist kontinuierlich krank. Während der Schwangerschaft hatte die Mutter sehr warme Hände und Füße, sie deckte ihre Füße nachts auf und lief so oft wie möglich barfuß. Die Geburt selbst dauerte sehr lange. Nachdem sie bereits den ganzen Tag lang Wehen gehabt hatte, wurde sie schließlich ins Krankenhaus gebracht, wo das Baby durch eine Zangengeburt zur Welt kam. Die Mutter sagte „Ich hatte nicht mit solchen Schmerzen gerechnet. Ich konnte weder gehen noch sitzen oder liegen. Alles, was ich machte, bereitete mir fürchterliche Schmerzen." Das Baby wehrt sich dagegen, dass jemand seinen Kopf berührt.

- Extremitäten; Hitzegefühl, Hände
- Extremitäten; Hitzegefühl, Füße, deckt sie ab
- Gemüt; Schmerzempfindlich
- Gemüt; Ruhelosigkeit; Schmerz, durch
- Gemüt; Ruhelosigkeit; Entbindung, bei
- Gemüt; Berührung, Abneigung gegen

Manchmal können sich kleine Kinder an ihre Geburt erinnern. Die Informationen, die sie darüber geben, können nützlich sein, ihren Zustand zu verstehen und das Arzneimittel zu finden.

Fall 12

Dies ist der Fall eines drei Jahre alten Jungens. Er sagt, er hätte in Mamas Bauch bleiben wollen, aber das sei nicht möglich gewesen. Er musste „durch die Mauer" gehen. „Nachdem ich durch die Mauer hindurchgekommen war, war ich total alleine." Er war in Steißlage zur Welt gekommen und die Geburtshelfer mussten ziemlich stark ziehen, um ihn hinauszubringen. Als Resultat litt er nach der Geburt an einem Torticollis. In den ersten acht Monaten seines Lebens weinte er Tag und Nacht. Er berichtet von zwei Arten immer wiederkehrender Träume. In dem einen geht es um böse Männer in der Mauer, die es auf ihn abgesehen haben: „Ein Mann kommt durch die Mauer und schlägt mir einen Stein auf den Kopf oder er schüttet mir Wasser darüber." Oder er sagt: „Wenn böse Männer miteinander kämpfen, sagt mir die Mauer, dass es besser ist, dort nicht hinzugehen." In dem anderen Traum ist er zusammen mit seinen Eltern beim Einkaufen und als es Zeit ist, wieder nach Hause zu fahren, sagen sie ihm, er solle alleine nach Hause gehen. Dann fahren sie weg und lassen ihn zurück. Daraufhin bringt er in seinem Traum etwas auf seinen Körper auf, das ihn unsichtbar macht. Als seine Eltern zurück in das Geschäft kommen, steigt er ins Auto und fährt mit ihnen heim, entfernt aber erst zu Hause die Substanz, um wieder sichtbar zu werden. Oder er träumt, dass seine Eltern in einem Zug sind und er nicht mitkommen kann. Er malt Bilder von Müttern, die ein Baby im Bauch tragen. Er wäre lieber ein Mädchen geworden und trägt gerne die Kleidung seiner Mutter.

Er ist ein sehr liebenswertes, weiches und freundliches Kind. Es ist nachvollziehbar, dass er dieses vorbildliche, im psychologischen Sinne als „Unsichtbarkeit" zu bezeichnende Verhalten pflegt, um nicht alleine gelassen zu werden. Jedes Mal, wenn die Eltern ausgehen und ihn in der Obhut eines Babysitters zurücklassen, bekommt er Bauch- und Kopfschmerzen. Die Idee des Verlassen-Seins, im Stich gelassen zu werden, Allein-Seins, zusammen mit seiner Steißlage bei der Geburt, brachte mich dazu, Pulsatilla zu verschreiben. Er will die Sicherheit der Eltern nicht verlieren, die ihm die Geborgenheit und Sicherheit des Bauches seiner Mutter ersetzt, den er auch nicht verlassen wollte. Deswegen verhält er sich so liebenswürdig.

- Gemüt; Wahnidee, verlassen, im Stich gelassen
- Gemüt; Verlassenheitsgefühl
- Gemüt; Wahnidee, allein, Welt auf der
- Gemüt; Furcht, vernachlässigt zu werden
- Gemüt; Wahnidee, vernachlässigt, hält sich für
- Gemüt; Wahnidee, von Zuhause fort
- Gemüt; Kummer, still, mit Unterwürfigkeit
- Gemüt; Klammern; Kinder, Mutter, an die
- Gemüt; Träume, hartnäckig
- Gemüt; weibisch, verweichlicht
- Weibliche Genitalien; Fötus, Lageanomalie

Bitten Sie die Mutter besonders dann um eine vollständige Schilderung ihrer Geburtserfahrung, wenn es an zuverlässigen Symptomen des Kindes selbst mangelt. Versuchen Sie herauszufinden, ob im Geburtsprozess an irgendeiner Stelle eine schwierige oder belastende Situation für die Mutter (und das Kind) entstanden ist. Solche Informationen können entweder auf direktem Weg zum Mittel führen oder aber zumindest Hinweise auf die miasmatische Prädisposition ergeben. Wenn Sie dann bereits eine Differentialdiagnose für das Kind haben, können Sie sich auf die Arzneimittel konzentrieren, die diesem Miasma zugeordnet sind.

In meinen einleitenden Bemerkungen habe ich vor der zu engen Anwendung jeglichen Systems gewarnt. Dies gilt auch für das „Geburtsmodell" der Miasmen. Absolute Schlussfolgerungen gibt es nicht. Ich kann nicht behaupten, dass die Schilderungen aus dem Geburtsvorgang immer mit dem Arzneimittel oder Miasma übereinstimmen, das scheinbar auf den Patienten passt. Die gründliche Analyse des Geburtsprozesses in die Fallaufnahme mit einzubeziehen, kann für die Bestimmung des Arzneimittels hilfreich sein und fördert oft das Verständnis für die Psychologie des Patienten. In den meisten Fällen sind in den Menschen die Umstände ihrer Geburt noch erkennbar. Oder vielleicht sollte man es umgekehrt formulieren: die Umstände, unter denen sie zur Welt gekommen sind, liefern bereits Hinweise auf ihr Wesen. Meiner Erfahrung nach wird eine Geburtsanalyse das angezeigte Mittel oft bestätigen, wohingegen sie aber nur in einer Minderheit der Fälle der entscheidende Faktor ist. Weil es sich aber meistens um Fälle von Kleinkindern mit wenigen oder überhaupt keinen verwendbaren Symptomen handelt, ist eine solche Analyse trotzdem ein willkommenes, zusätzliches Instrument.

Aus dem Geschilderten geht hervor, dass eine gründliche Analyse der Geburt bei der Wahl des Konstitutionsmittels für ein Kind hilfreich sein kann. Selbstverständlich gilt das in gleicher Weise für die Mutter. Nachstehend sind zwei Fälle von Trillium pendulum geschildert, in denen die perinatalen Symptome zur Wahl des Mittels führten. Da sich in unserer Literatur keine Beschreibung der Konstitution dieses Mittels findet, werde ich Ihnen mein Verständnis von Trillium pendulum schildern, das ich durch diese beiden Fälle gewonnen habe.

5 Trillium pendulum – Die weise Eule

Erster konstitutioneller Fall

Fall 13

Eine 40 Jahre alte Patientin, die nach einer sehr schwierigen Schwangerschaft und sehr traumatischen Geburt an Symphiolysis pubis litt, kommt in meine Praxis. Während der Entbindung war die Nabelschnur gerissen, wodurch Mutter und Kind sehr viel Blut verloren. Die Blutungen der Mutter dauerten nach der Geburt noch an. Als Folge einer Thrombozythämie war ihr früher die Milz entfernt worden.

Sie hat ein sanftes Lächeln, spricht langsam und sehr kontrolliert. Ihre gesamte Energie scheint in ihrem Kopf gebündelt zu sein. Sie bewegt nur den Kopf, aber auch das in einer kontrollierten Art und Weise. Sie scheint sich jedes ihrer Worte sehr bewusst zu sein und wählt sie mit Bedacht. Es zeigt sich das Bild eines übergenauen, akribischen Menschen, aber nicht aufgrund ihrer Erscheinung, sondern aufgrund der Art wie sie sich ausdrückt. Sie scheint nicht sehr viel Wert auf ihre äußere Erscheinung zu legen. Es scheint vielmehr der Intellekt zu sein, auf dem ihr Fokus liegt; obwohl sie emotional einen verletzlichen und weiblichen Eindruck macht, ist es doch der Intellekt, der bei ihr vorherrscht. Sie hat große und ausdrucksstarke Augen. Der Umstand, dass ihre schwerwiegenden körperlichen Beschwerden sie davon abhalten, sich so zu verhalten, wie sie es sich wünscht, ist für sie nur schwer auszuhalten. „Ich kann nur darüber sprechen, wenn ich so tue, als betrachtete ich die Situation aus einiger Entfernung. Es ist, als gäbe es eine Distanz zwischen meinem Körper und mir selbst.“ (*Gemüt; Verwirrung, Identität, in bezug auf seine; Dualität, Gefühl der*) Seit ihrer Kindheit ist ihre Gesundheit immer beeinträchtigt gewesen und seit jeher hat sie einen Kampf gegen ihren Körper geführt (Homoeopathic Links 2/97). Wann immer sie krank wurde, arbeitete sie umso härter. Hindernisse, die ihr der Körper in den Weg legte, konnte sie nicht akzeptieren. „Ich hasse es, krank zu sein.“ Sie hatte früher immer alles unter Kontrolle und war auch sehr gewissenhaft in ihrer Arbeit und ihrer Rolle als Hausfrau. „Ich habe ein ‚Super-Frau-Syndrom‘“, um gleichermaßen sowohl als Mutter als auch in ihrem Beruf gut zu sein.

Sie trägt eine Brosche, auf der zwei Eulen zu sehen sind. „Ich bin eine große Eulen-Sammlerin – ich bin einfach verrückt nach ihnen. Die Göttin

Athene trug Eulen als Symbole von Askese und Weisheit. Früher hatte ich sehr große Angst, bei Prüfungen zu versagen und habe eine Eule als Maskottchen benutzt. Das Wunderbare an Eulen ist, dass sie immer die Lösung kennen." Sie besitzt viele Bücher über Eulen und scheint in diesem Thema sehr beschlagen zu sein.

Mir ging der Gedanke durch den Kopf, dass sie selbst tatsächlich vieles mit Eulen gemeinsam hat. Mit Hilfe ihres Geistes übte sie totale Kontrolle über ihre Gefühle wie auch ihren Körper aus. „Ich kann mit meinem Körper reden, als ob es nicht meiner wäre ... Andere dürfen meinen Körper berühren, müssen aber Abstand zu meinem Kopf und meinem Geist halten ... Das ist meine Art zu überleben." In ihrem Beruf als Managerin liegt ihre Stärke im Konfliktmanagement. Sie ist dabei sehr überzeugend und gut darin, gemeinsame Ziele zu definieren. Aufgrund ihrer intellektuellen Fähigkeiten gelingt es ihr, über den Konfliktparteien zu stehen und sie zusammenzubringen.

Drei Monate nach ihrer Hochzeit brach in ihrem Abdominalraum eine Ovarialzyste auf, welche Haare, Knorpelgewebe und Zähne enthielt. „Mein erster Gedanke war, dass es aussah wie das Gewölle einer Eule."

Da ich kein klares Bild eines Mittels hatte, ihre Beckenbeschwerden jedoch zu Trillium pendulum mit dem Leitsymptom „Empfindung, als ob die Hüften und der Rücken auseinanderfallen würden, gebessert durch enge Bandagen (Boericke)" passten, gab ich ihr Trillium pendulum C 200. Auf anderer Ebene könnte man die ausgeprägte intellektuelle Kontrolle, die sie über sich selbst ausübt, als enge Bandage interpretieren, die ihren Körper und ihre Gefühle zusammenhält.

Trillium pendulum ist in den folgenden Rubriken aufgeführt:

- Gliederschmerzen; gebrochen, wie; Untere Gliedmassen, Hüften
- Gliederschmerzen; Dislokationsgefühl, Hüften
- Extremitäten; Schwäche, Hüften
- Weibliche Genitalien; Schmerzen; Wundheitsgefühl, Beckenknochen
- Weibliche Genitalien; Erschlaffung der Genitalien; Beckenregion
- Allgemeines; Bandagieren amel.
- Allgemeines; Hochbinden, bandagieren amel.
- Allgemeines; Ohnmacht, in Ohnmacht fallen; Hämorrhagie, post partum

- Allgemeines; Ohnmacht, in Ohnmacht fallen; Verlust von Flüssigkeit, durch; Blut
- Allgemeines; Hämorrhagie; Neigung oder tatsächlich; gerinnt nicht, Hämophilie

Follow-up nach sechs Wochen

Als ich ihr erzählte, dass Trillium pendulum auch unter dem Namen „Geburtswurzel" bekannt sei, sagte sie: „Meine Tochter hat mich mit dem konfrontiert, was ich verloren habe – ich bin wohl auch so gewesen. Zu einem Freund von mir sagte ich einmal: ‚Ich wünschte, es gäbe ein Mittel, dass es mir möglich machte, noch einmal geboren zu werden, so etwas wie eine Geburtswurzel.'"

Sie berichtete, dass sie in der letzten Zeit außergewöhnlich emotional gewesen sei, aus unerklärlichen Gründen geweint und eine mit Wut vermischte Trauer verspürt habe.

Nach der Einnahme des Mittels hatte sie einen Traum, in dem sie die Geburt ihres Kindes wiedererlebte. Diesmal allerdings war sie nicht schmerzvoll und schwierig, sondern verlief schnell und ohne Komplikationen. Sie erlebte den gesamten Geburtsvorgang als etwas Wunderbares und Schönes. Nach der Entbindung waren alle Schmerzen verschwunden. „Ich fühlte mich so gut, dass ich in dem Traum bleiben wollte." Bald nach dem Traum erkältete sie sich sehr stark und verlor ihre Stimme. Normalerweise hätte sie in einer solchen Situation noch härter als sonst gearbeitet, damit niemand es bemerkt hätte. Jetzt aber blieb sie zum ersten Mal zu Hause und bat ihren Mann, ebenfalls zu Hause zu bleiben und sich um das Baby zu kümmern. „Das ist das erste Mal in meinem Leben, dass ich einfach eine Pause eingelegt habe. Ich war sehr stolz auf mich, es ist einfach passiert. Jedes Mal vorher bin ich an mein Limit gegangen und habe mich damit wirklich selbstzerstörerisch verhalten." Sie verlor eine Menge Flüssigkeit und Gewicht; seit ihrer Schwangerschaft hatte sie zwanzig Kilo zugenommen. Die Schmerzen in der Beckenregion gingen langsam zurück.

Follow-up nach 15 Wochen

„Ich werde zunehmend zorniger, so als wenn ich die Kontrolle über mich verlieren würde. Ich habe sogar schon um mich geschlagen. Ich will einfach nicht mehr herumgestoßen werden. Vielleicht wird meine äußere Schicht etwas dünner ... Es ist ein bedrohliches Gefühl, die Kontrolle zu verlieren ... Ich habe mir in der Vergangenheit nie erlaubt, zornig zu werden. Mein Vater und meine Schwester haben viel miteinander gestritten und ich wollte nicht so sein wie sie. Ärger hatte ich aus meinem Leben schlicht gestrichen. Mein Zorn war viel tödlicher. Ich verletzte Menschen dann verbal auf eine harte und eiskalte Art."

Follow-up nach neun Monaten

„Ich erledige meine Aufgaben immer noch gerne perfekt, kann mich aber schon leichter davon lösen ... Ich fühle mich gefestigter als jemals zuvor. Ich reagiere empfindlicher auf Kälte. Mein ‚Super-Frau-Syndrom' ist verschwunden. Die Tatsache, dass mein Körper nicht so gesund ist, hat nicht mehr diese große Bedeutung. Ich muss nicht mehr in allem die Beste sein. Ich kann Dinge viel leichter genießen und auch manchmal albern sein."

Als sie vier Jahre alt war, ging sie in den Park, um giftige Beeren zu essen. Ihr Lehrer hatte ihr erzählt, welch wunderbarer Ort der Himmel sei – und dort wollte sie hin. Sie bat ihn, ihrer Schwester nichts davon zu sagen, denn sonst würde sie mit ihr gehen wollen. Einige Monate später fiel sie aufgrund einer septischen Osteomyelitis ins Koma (*Gemüt; Bewusstlosigkeit, Koma, Stupor*) „Ich kann mich erinnern, die Stimme meiner Großmutter zu hören, die sagte: ‚Jetzt ist sie tot.' Ich habe schon viele Träume gehabt, in denen ich unter einem Tuch lag und die Menschen um mich herum gedacht haben, ich sei gestorben (*Gemüt; Furcht; Tod, vor*). Ich versuchte, ihnen zu sagen, dass ich einfach nur schlafe, konnte mich aber nicht verständlich machen." Sie hatte ihre Schwester seit jeher sehr gehasst. „Ich habe mich immer schuldig gefühlt, weil ich als erstes Kind willkommen war und meine Eltern sie nicht richtig gewollt haben."

Follow-up nach zwei Jahren

Die Schmerzen im Becken sind vor den Menses wieder leicht zurückgekommen. „Als Kind wusste ich schon viel über die Dinge, die auf mich zukommen würden und bei meiner Tochter habe ich jetzt das gleiche Gefühl. Ich weiß, dass noch eine Menge unangenehmer Erfahrungen vor ihr liegen und ich kann diese Dinge nicht verhindern. Ich muss mich davor schützen, in eine symbiotische Beziehung zu ihr zu geraten. Sie ist in ihrer Entwicklung für ihr Alter sehr weit fortgeschritten. Als ich ein Kind war, habe ich mich wesentlich älter gefühlt, als ich es tatsächlich war und fühlte mich zu älteren Kindern hingezogen. Ich wollte kein Kind sein und sagte meinen Eltern, dass ich zu meinen früheren Eltern und meinem vorherigen Leben zurückgehen will. Wenn ich alleine war, sprach ich mit diesen ‚früheren' Eltern. Von ihnen habe ich mich erst als Erwachsene verabschiedet."

Trillium pendulum war tatsächlich genau die „Geburtswurzel", von der sie spürte, dass sie sie benötigte. Sie erlebte die Geburt ihres Kindes noch einmal und wurde auch selbst noch einmal geboren. Seit mehr als einem Jahr geht es ihr jetzt gut. Das Mittel wurde insgesamt zweimal wiederholt, das erste Mal nach sechs Monaten und dann noch einmal nach zwei Jahren und drei Monaten.

Zweiter konstitutioneller Fall

Fall 14

Eine 29 Jahre alte Frau kam in meine Praxis, bei der sich während ihrer dritten Schwangerschaft eine Symphiolysis pubis eingestellt hatte. Zwei Jahre zuvor hatte sie mich bereits wegen starker Müdigkeit und täglicher Kopfschmerzen konsultiert, die auf ihr anstrengendes Studium zurückzuführen waren. Sie spielte sogar mit dem Gedanken, das Studium vollständig aufzugeben. Sie reagierte damals gut auf Calcarea phosphorica C 200.

Als sie nun mit Schmerzen in der Symphyse kam, wäre es eigentlich logisch gewesen, Calcarea phosphorica zu wiederholen (Kent: Schmerzen in der Schamregion; Boericke: Wundheitsgefühl in der sacro-iliacalen Symphyse, als ob sie gebrochen sei). Aus vier Gründen entschied ich mich jedoch, ein anderes Mittel zu geben:

- Der erste Grund war, dass ich mich nie richtig wohl mit Calcarea phosphorica gefühlt hatte, obwohl sie in der Vergangenheit ziemlich gut darauf angesprochen hatte. Das Mittel passte zwar auf die Kopfschmerzen als Folge geistiger Anstrengung, die zentrale Idee von Unzufriedenheit und dem Wunsch nach Veränderung aber fehlte. Ein passenderes Mittel als Calcarea phosphorica schien es mir damals aber nicht zu geben.
- Der zweite Grund war, dass sie mich sehr an die Frau erinnerte, die ich in Fall 13 beschrieben habe.

- Der dritte Grund ergab sich aus meiner Erfahrung mit Beschwerden des Schambeins. Danach ist Calcarea phosphorica eher bei Schmerzen in dieser Region angezeigt und weniger, wenn ein Gefühl von Instabilität und Lockerung vorherrscht.
- Der letzte Grund bestand in meiner Neugierde, die mich dazu verleitet, wann immer die Möglichkeit besteht, ein kleineres bzw. weniger bekanntes Mittel zu verschreiben, insbesondere, wenn ich mich mit der Wahl eines großen Mittels nicht sehr wohl fühle.

Seit der 20. Schwangerschaftswoche verspürte sie ein Gefühl von Lockerheit in der Schambeinregion. Die Beschwerden wurden verschlimmert durch das Heben von Gegenständen und durch Liegen auf der Seite. Sie sagte: „Meine Grundhaltung ist, mich nicht zu beschweren. Alles könnte ja noch schlimmer sein. Ich mache einfach weiter."

Nach ihrer ersten Entbindung hatte sie viel Blut verloren und war in Ohnmacht gefallen. Bis zur Ablösung der Plazenta hatte es eine dreiviertel Stunde gedauert. Ihre Mutter hatte bei ihrer Entbindung ebenfalls viel Blut verloren und war ins Koma gefallen. Auch bei ihr hatte die Ablösung der Plazenta immer sehr lange gedauert. Die Großmutter der Patientin war nach jeder ihrer Geburten fast verblutet.

Rubriken, in denen Trillium pendulum zu finden ist:

- Gliederschmerzen; gebrochen, wie; Becken, als wenn es auseinanderfallen würde
- Gliederschmerzen; Dislokationsgefühl, Hüften
- Extremitäten; Schwäche, Hüften
- Weibliche Genitalien; Schmerzen; Wundheitsgefühl, Beckenknochen
- Weibliche Genitalien; Erschlaffung der Genitalien; Beckenregion
- Allgemeines; Bandagieren amel.
- Allgemeines; Hochbinden, bandagieren amel.
- Allgemeines; Ohnmacht, in Ohnmacht fallen; Hämorrhagie, post partum
- Allgemeines; Ohnmacht, in Ohnmacht fallen; Verlust von Flüssigkeit, durch; Blut
- Weibliche Genitalien; Atonie des Uterus, inertia uteri
- Weibliche Genitalien; Lochien; blutig, zu
- Weibliche Genitalien; Lochien; protrahiert, lang anhaltend

- Weibliche Genitalien; Lochien, profus
- Weibliche Genitalien; Metrorrhagie; Entbindung; während und danach
- Weibliche Genitalien; Metrorrhagie; Frauentypus; gewohnheitsmäßig nach jeder Entbindung starke Blutungen haben, die

Die Patientin macht den Eindruck eines intelligenten, nachdenklichen und kontrollierten Menschens. Ihre Worte wählt sie mit Bedacht und scheint unter innerer Anspannung zu stehen, da sie immer wieder eine Lippe zwischen die Zähne nimmt und daran knabbert. Sie unterrichtet Griechisch und Latein. „Hier kann ich meiner Lust am Erklären nachgeben, ohne mich dabei zurückhalten zu müssen. Als Kind brachte ich meiner Schwester das Lesen bei.“

Sie war das älteste Kind der Familie. Beide Eltern studierten noch, als sie zur Welt kam. „Ich habe mich nie wirklich als Kind empfunden, sondern wollte immer bereits erwachsen sein. Ich bin so glücklich, dass ich jetzt tatsächlich erwachsen bin. Als Kind war ich äußerst wissbegierig und ein typischer Besserwisser. Ich dachte damals: ‚Wenn ich später erwachsen bin, werde ich alle Worte kennen.’ Ich wollte unabhängig sein und meine eigenen Entscheidungen treffen. Aber ich bin auch sehr autoritätsgläubig. Tadel war für mich immer gleichbedeutend damit, nicht mehr zur Gruppe zu gehören, ausgeschlossen zu sein. Es war wichtig für mich, dass meine Eltern mich mochten. Ihre Meinung ist immer noch von großer Bedeutung für mich. Meine Mutter sagte immer, ich solle auf keinen Fall vor dem Abschluss meines Studiums Kinder haben. Im Sport war ich sehr schlecht. Ich konnte noch nicht einmal einen Ball richtig werfen. Dafür hatte ich meine Stärken in Mathematik und Sprachen.“

Aufgrund ihres großen Ehrgeizes erreichte sie trotzdem gute Noten im Schwimmunterricht und erlangte sogar den Schwarzen Gürtel im Judo. „Ich betreibe Judo nicht zur Entspannung, sondern weil ich ein Ziel brauche.“ Sie wollte immer gute Noten haben und die erste unbefriedigende Bewertung war daher für sie sehr traumatisch. Sie hatte große Angst, zu versagen und „dem selbst geschaffenen Bild von mir nicht zu entsprechen, das ich für meine Umgebung errichtet hatte.“

„Ich bin immer bemüht, die Kontrolle zu behalten und zu wissen, was als nächstes geschehen wird.“

Als mir die Idee zu Trillium pendulum kam, war ich natürlich interessiert, zu erfahren, ob es bei ihr irgendwelche Hinweise auf eine Beziehung zu

Eulen gab. Aber auf meine unspezifische Frage, ob Tiere ihr etwas bedeuteten, erzählte sie mir lediglich von ihrer Angst vor Hunden, unter der sie als Kind gelitten hatte. Und so sprach ich sie schließlich ganz offen auf Eulen an. Sie sagte: „Es gibt nichts, was mich speziell mit Eulen verbindet. Allerdings fühle ich mich sehr zu Pallas Athene hingezogen und ihr Symbol ist die Eule." Ich fragte sie, was denn an Pallas Athene für sie so anziehend sei. „Ihre Tiefgründigkeit und Intelligenz. Sie handelt immer nach einem Plan. Sie lässt sich nicht, wie Aphrodite, durch attraktive Männer von ihrem Handeln ablenken – oder durch Nebensächlichkeiten, wie Artemis, die über die Tötung eines kleinen Hirschen in sinnlose Wut geriet. Sie bewundert Scharfsinnigkeit und kann ein menschliches Wesen, das auf einer niedrigeren Stufe steht als ein Gott, aufgrund seiner Qualitäten bewundern. Sie ist auch nicht eifersüchtig wie Hera, die ihre Wut an armen kleinen Mädchen ausgelassen hat."

Für mich klang diese gesamte Beschreibung sehr nach der Patientin selbst.

„Ich streite mich nie. Zuerst beruhige ich mich und denke über das Problem nach. Es kam mir immer ziemlich kindisch vor, wenn Menschen sich streiten."

Ich verschrieb der Patientin eine Gabe Trillium pendulum C 200.

Follow-up nach sechs Wochen

Am nächsten Tag war das Gefühl der Lockerung im Beckenbereich fast vollständig verschwunden. „An einem bestimmten Punkt fühlte es sich sogar eher straff an als locker."

„Meine Träume haben sich verändert. Bisher träumte ich eher von Situationen, in denen Dinge außer Kontrolle geraten – Situationen, in denen man nicht mehr weiß, was man noch machen soll. Nach dem Aufwachen aus solchen Träumen war ich bislang wütend und reizbar. Da war immer ein Gefühl der Verzweiflung – keinen Ausweg zu wissen.

Follow-up nach sechs Monaten

Die Probleme in der Beckenregion sind verschwunden. Nach einem Sturz waren sie zwar wieder aufgetaucht, verschwanden aber auch spontan wieder. Als die Entbindung bevorstand, nahm sie das Mittel noch einmal in C 200 und wiederholte die Einnahme unmittelbar nach der Geburt. Die

Plazenta wurde innerhalb von 20 Minuten geboren und der Blutverlust hielt sich mit weniger als 500 ml in Grenzen. Die Rückbildung des Uterus vollzog sich relativ schnell und die Lochien versiegten im Laufe weniger Tage. Ihr Becken fühlte sich für einige Tage erneut locker an, dies besserte sich aber rasch.

Follow-up nach 18 Monaten

Die Beschwerden der Symphiolysis kehrten nicht mehr zurück. Allerdings hat sie sich jetzt eine Zerrung des Handgelenkes zugezogen, die „sich exakt genauso anfühlt wie die vorherige Instabilität des Beckens." Trillium pendulum C 200 wurde mit gutem Erfolg wiederholt.

Pallas Athene

In der griechischen Mythologie ist Athene die Schutzgöttin der Stadt Athen und ein wichtiges Mitglied des olympischen Pantheons. Sie war die Tochter von Zeus und Metis (der Geist). Zeus befürchtete, seine Tochter würde seinen Platz einnehmen und verspeiste deshalb die schwangere Metis. Danach litt er unter Kopfschmerzen, die so fürchterlich waren, dass er den Schmied Hephaistos bat, seine Stirn mit einer Axt zu spalten (Analogie zum Symphysenspalt). Darauf wurde Athene aus Zeus' Kopf (dem Geist) heraus als bereits erwachsene Frau geboren (die Frauen in beiden geschilderten Fällen wollten schon während ihrer Kindheit erwachsen sein). Sie war gekleidet in eine komplette Rüstung (die engen Bandagen) und wurde zum Lieblingskind ihres Vaters. Er vertraute ihr den Aegis (seinen Schild), den Brustpanzer und seinen furchterregenden Donnerkeil an.

Athene war einerseits eine kriegerische Figur und die meisten Abbildungen zeigen sie in einer Rüstung mit einem Speer in der Hand. Auf der anderen Seite jedoch hatte sie auch Interesse an Kunsthandwerk und Landwirtschaft. Den Olivenbaum, von dem es heißt, dass sie ihn erschaffen habe, betrachtete sie als heilige Pflanze. Auch war sie berühmt für ihre Weisheit und Vernunft, was ihre enge Verbindung mit der Eule verständlich macht, die ein altes Symbol dieser Eigenschaften ist. Sie wurde auch das „Mädchen mit den Eulenaugen" genannt (*Augen; Vergrößerung, Gefühl von*).

Im Parthenon, der immer noch über der Akropolis in Athen steht, stand einst eine monumentale Statue der Athena Parthenon (parthenos =

Mädchen). Neben Athen fungierte sie aber auch für viele andere Städte als Schutzgöttin (Idee des Zusammenhaltens; vergleichbar mit den Mauern, welche die antiken Städte schützten).

Schlussfolgerung

Ich verfüge über eine Reihe weiterer Fälle von Symphiolysis pubis, in denen Trillium pendulum sehr gut gewirkt hat. Aber nur in den beiden hier geschilderten Fällen war es konstitutionell indiziert und hat dementsprechend gewirkt. Aus klinischer Sicht könnte man sagen, dass Trillium pendulum das Arnika der Schwangerschaft bei Schmerzen im Schambeinbereich und einer Instabilität dieser Region ist. Das Mittel wird in solchen Fällen selten seine Wirkung verfehlen, was für mich ein Hinweis darauf ist, dass diese Beckenbeschwerden oft eher als Trauma zu betrachten sind und daher als eine Schicht der Konstitution. Meine Vorgehensweise besteht darin, zunächst zu versuchen, das klare Bild eines Konstitutionsmittels zu erkennen. Ein spezifisches Mittel folgt erst dann, wenn das konstitutionelle keine befriedigende Besserung der Beckenbeschwerden bewirkt hat. Meiner Erfahrung nach ist Trillium pendulum das am stärksten indizierte spezifische Mittel für Fälle von Symphiolysis und Kollegen, mit denen ich meine Erfahrung geteilt habe, berichten von gleichen Resultaten. Auch eine Operation kann ein traumatisches Geschehen im Becken darstellen. So habe ich zum Beispiel einer Tarantula-Patientin, die nach einer Operation über Beckenschmerzen und ein Gefühl der Lockerung klagte, Trillium pendulum mit gutem Erfolg verschrieben.

Differentialdiagnose

Zur Behandlung von Beckenbeschwerden können die folgenden Mittel in Betracht gezogen werden:

Calcarea phosphorica

- Gefühl von Wundheit in der iliosacralen Symphyse, als wenn sie gebrochen wäre (Boericke)
- Schmerzen in der Schamregion (Kents Repertorium)
- Druck über dem Schambein während der Menses (Knerr)
- Stoßen und Zittern über dem Schambein (Hering)

Murex

- Das Gehen fällt schwer, während der Schwangerschaft fühlen sich alle Gelenke schwach an. Als wenn die Beckenknochen sich voneinander lösen würden (Phatak). Murex stellt eine Alternative dar, wenn die Empfindung von Lockerung im Vordergrund steht und Trillium pendulum nicht wirkt oder wenn das Gefühl der Auflösung von Empfindungen begleitet ist, welche die Patientin überwältigen.

Sabina

- Schmerzen vom Kreuzbein zum Schambein und von unten nach oben ziehend, in der Vagina nach oben schießend
- Schmerzen, die vom Rücken zum Schambein ziehen oder umgekehrt
- Intensive Schmerzen im Kreuzbein, als wenn es gebrochen wäre und als wenn die Knochen sich voneinander lösen würden (Boericke).

Aesculus hippocastanum

- Andauerndes Klopfen hinter der Symphyse ... Schwäche des Rückens in der iliosacralen Region ... als wenn die Beine nach außen nachgeben würden (Konkordanz der Materia medica, Vermeulen).

Bellis perennis

- Unfähigkeit zu gehen während der Schwangerschaft (Konkordanz der Materia medica, Vermeulen)

In konstitutionellen Fällen kann man das Symptom der Verbesserung durch Bandagieren in einem breiteren Sinne interpretieren. So wird nicht nur das Becken durch eine enge Bandage gestützt, sondern auch die Emotionen werden mit Hilfe eines seelischen Kontrollmechanismus zusammengehalten.

Trillium pendulum ist, abgesehen von Beckenbeschwerden und Instabilität, auch ein bedeutsames Mittel bei Hämorrhagie. Es ist besonders bei solchen Blutungen angezeigt, die aus dem Uterus entweder nach der Geburt (vgl. geschilderte Fälle) oder als Folge eines Schwangerschaftsabbruches auftreten, oder die eine Ohnmacht auslösen.

Das Mittel sollte vielleicht in der Rubrik *Plazenta, zurückgehaltene* nachgetragen werden.

Gemütsbild

Mit aller gebotenen Vorsicht (zwei Fälle sind keine besonders sichere Basis, um daraus allgemeingültige Schlussfolgerungen zu ziehen) formuliere ich die folgenden Gemüts-Charakteristika von Trillium pendulum bei Frauen:

- Kontrollierte (das Mittel könnte in der Rubrik *Gemüt; Emotionen, müssen vom Intellekt kontrolliert werden* nachgetragen werden), ruhige, gelassene (eine interessante Rubrik in diesem Zusammenhang ist *Gemüt; Ruhe, Neigung zu; Abort, bei drohendem*), nachdenkliche, wohlerzogene, gewissenhafte, verantwortlich und systematisch handelnde, intellektuelle Menschen.
- Sie sind ehrgeizig und mögen es nicht, abhängig oder eingeschränkt zu sein.
- Sie tendieren dazu, immer weiter zu machen und die Bedürfnisse ihres Körpers zu missachten. Sie haben eine Aversion dagegen, durch körperliche Probleme eingeschränkt oder aufgehalten zu werden. Sie sind in der Lage, sich von ihrem Körper oder ihren Gefühlen abzuspalten (*Gemüt, Verwirrung, Identität, bezüglich der eigenen; Dualität, Empfindung von*).
- Sie mögen ihre Kindheit nicht, sondern wollen so schnell wie möglich erwachsen werden, um die Fähigkeiten ihres Geistes voll ausschöpfen zu können.
- Es ist äußerst wichtig für sie, neben ihrer Mutterschaft auch noch eine berufliche Karriere zu verfolgen. Sie wollen eine gute Mutter sein, sehen aber in der Mutterschaft keinen Hinderungsgrund, sich von ihrem Ziel, einer beruflichen Karriere, abhalten zu lassen.
- Sie sind sehr vom Intellekt dominiert. Mit dem Intellekt kontrollieren sie ihre Gefühle, so dass auch ihre eigenen Emotionen sie nicht von ihrem Weg abbringen oder aus dem selbstgeschaffenen Gleichgewicht bringen können.
- Sie verabscheuen Streit und verbieten es sich, von ihren Emotionen gesteuert zu werden. Diese Eigenheit prädestiniert sie dazu, anderen Menschen bei der Lösung ihrer Konflikte zu helfen. Ihrer Meinung nach sollten Meinungsverschiedenheiten in rationaler, eher distanzierter Art und Weise gelöst werden.
- Schwangerschaft und Geburt können für eine Frau, die so stark auf ihren Kopf und ihren Intellekt fokussiert ist, außergewöhnliche Her-

ausforderungen darstellen. Sie müssen die gesamte Energie in die untere Hälfte ihres Körpers verlagern. Die Geburt hat eher animalistischen Charakter und bildet damit einen Gegensatz zu ihrer Haltung der intellektuellen Gelassenheit.

- Pallas Athene ist ihre Schutzgöttin und die Eule ihr Symbol.

Eine gründliche Analyse der Geburt kann helfen, das konstitutionelle Mittel sowohl für die Mutter als auch für das neugeborene Kind zu bestimmen. Betrachten wir in diesem Zusammenhang nun die verschiedenen Stadien der Geburt in Verbindung mit den Miasmen. Lassen Sie uns beginnen, indem wir in den Bauch der Mutter zurückgehen, in den Moment, bevor die Geburt einsetzt.

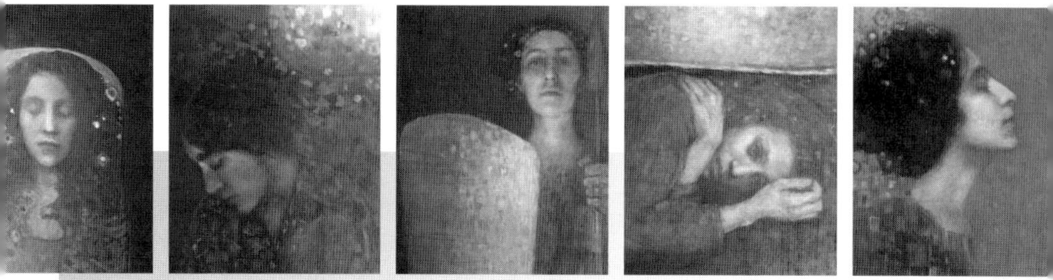

6 Die Geburt – eine Reise durch die Miasmen

Als ich begann, mich eingehender mit der Geburtserfahrung und ihren verschiedenen Phasen, wie Grof sie in seiner Analyse beschreibt, zu beschäftigen, erstaunte mich die tiefgreifende Ähnlichkeit zwischen den BPMs und den Miasmen.

Nach der Diskussion jedes Miasmas im Licht des Geburtsprozesses werde ich einige der Mittel vorstellen, die diesen Miasmen zuzuordnen sind. Ich habe in diese Auswahl jene Arzneimittel aufgenommen, die nach allgemeiner Meinung charakteristisch für dieses Miasma sind und deren Symptomenbilder ohne allzu großes Theoretisieren in den Kontext des von mir geschilderten Modells einzuordnen sind. Aus dem Repertorium habe ich für jedes dieser Mittel eine begrenzte Anzahl von Symptomen ausgewählt; dieser Auflistung schließt sich eine allgemeine Diskussion des jeweiligen Mittels an. Obwohl die Auswahl der Symptome natürlich subjektiv ist, sind die Symptome selbst aber objektiv und können aus verschiedenen Perspektiven betrachtet werden. Das Ziel der Diskussion der Mittel ist, zu zeigen, wie gut die allgemein anerkannte, zentrale Idee eines Arzneimittels zur symbolischen Sprache des jeweiligen Stadiums der Geburt passt. Die Absicht dieses Buches besteht nicht in dem Versuch, dem Leser eine vollständige Materia medica jedes Arzneimittels zu präsentieren. Vielmehr denke ich, dass die metaphorische Betrachtung der Geburt einen einfacheren Zugang zum Kern oder der Essenz vieler Mittel ermöglicht.

Die Miasmen und die Geburt

Vor-miasmatisch	BPM I	Vorgeburtliche Gemeinschaft	Ur-Gemeinschaft Der gute Mutterleib
Psora	BPM II a	Beginn von Kontraktionen Chemische Veränderungen	Beginn der Trennung
Sykose	BPM II b	Kontraktionen im noch verschlossenen Uterus	Antagonismus
Syphilis	BPM III	Passage des Geburtskanals	Synergismus
Akutes Miasma	BPM IV	Beendigung der symbiotischen Gemeinschaft	Trennung und Wiedervereinigung Die gute Brust

6.1 Vor-miasmatischer Zustand

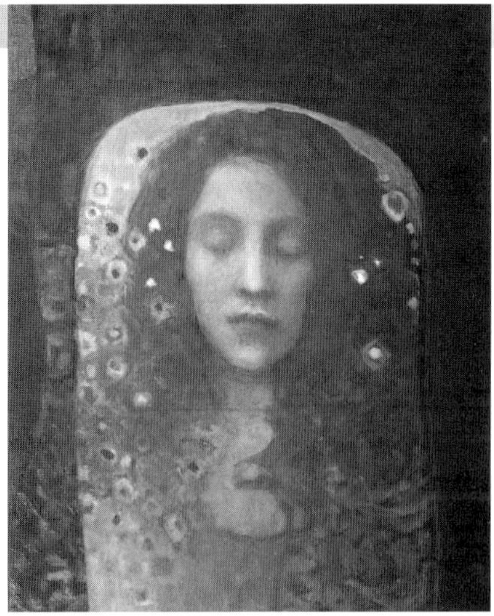

BPM I: „Ur-Gemeinschaft mit der Mutter" (Intrauterine Erfahrung vor Einsetzen der Geburt)

Grof: „... **ozeanische Form von Ekstase; Erfahrung kosmischer Einheit; Visionen vom Paradies ...**"

Konzepte

- Paradies
- Eins-Sein mit der Mutter
- Kosmische Einheit
- „Der gute Mutterleib"
- Ozeanische Art von Ekstase
- Jenseits von Zeit und Raum

Das Paradies wäre ein gutes Bild, um die Erfahrung des Kindes im Uterus vor dem Einsetzen der Geburt zu beschreiben. Wenn während dieser neun Monate keine gravierenden Stressfaktoren auf die Mutter und/oder das Kind einwirken, ist es eine Erfahrung von Wärme, unbedingter Liebe und

Zuwendung, von einem Gefühl, eins zu sein – nicht nur mit der Mutter, sondern mit dem gesamten Universum verbunden zu sein. Wir haben noch keine Wünsche oder Bedürfnisse, die zu erfüllen sind und erleben Mutter Natur, die alles im Überfluss bereitstellt. Wenn dieser „gute Mutterleib" erlebt wurde, scheint der pränatalen Phase laut Grof keine bedeutende Rolle bei der Entwicklung einer späteren Pathologie zuzukommen.

Dieser Zustand wird bei Schwangeren beobachtet, die sich während ihrer Schwangerschaft außergewöhnlich gut fühlen und voller Energie, Leben und Liebe sind.

Ich bin jedoch nicht der Meinung, dass daraus die Schlussfolgerung gezogen werden darf, dass ein „guter Mutterleib" in der pränatalen Phase keinen prägenden Einfluss auf die Gestaltung und Repräsentation des konstitutionellen Zustandes der heranreifenden Persönlichkeit habe. Aus Forschungen auf dem Gebiet der Pränatal-Psychologie geht im Gegenteil deutlich hervor, dass dem gesamten Verlauf der Schwangerschaft große Bedeutung beizumessen ist.

Auch die Erfahrung aus der homöopathischen Praxis zeigt, dass Zeichen und Symptome aus der Schwangerschaft wertvolle Informationen beisteuern können.

Wie der Causticum-Fall (Fall 6) anschaulich belegt, können die spezifischen Abneigungen und Wünsche der Mutter aus der Zeit ihrer Schwangerschaft durchaus auf das konstitutionelle Mittel des Neugeborenen hinweisen. Solche Abneigungen und Wünsche sind natürlich in sich nicht pathologisch, genauso wie bestimmte Konstitutionen nicht pathologisch sind. Sulfur „zu sein" bedeutet nicht unbedingt, Sulfur zu benötigen. Der Umstand, dass ein Mensch einem bestimmten Arzneimittelbild zugeordnet wird, zeigt noch keinen Krankheitszustand an. Es ist lediglich ein Ausdruck der verschiedenen Qualitäten, mit denen dieses Individuum ausgestattet ist, um seinen Lebenszweck zu erfüllen. Die Verschreibung des Mittels wird erst sinnvoll, wenn ein Ungleichgewicht innerhalb der Konstitution entsteht.

Sollten allerdings gravierende Beeinträchtigungen des intrauterinen Lebens eintreten, wie zum Beispiel eine versuchte Abtreibung, fetale Krisen, Krankheiten, Zustände emotionalen Aufruhrs, usw., so beschreibt Grof die Veränderungen der Gefühlswelt folgendermaßen: „**vom Kosmos verschlungen werden, paranoide Vorstellungen; unangenehme physische Empfindungen ...** ."

Psycho-pathologische Syndrome, die in Verbindung zu Störungen des intrauterinen Lebens stehen, sind (nach Grof): „**Schizophrene Psychosen**

(paranoide Symptomatologie, Gefühle mystischer Einheit, Begegnung mit metaphysischen, bösen Mächten, karmische Erfahrungen); Hypochondrie (basierend auf seltsamen und bizarren physischen Empfindungen); hysterische Halluzinationen und Verwechslung von Tagträumen mit der Realität.“

Im Falle einer Störung des intrauterinen Lebens können wir nicht mehr vom Paradies oder der damit verbundenen vor-miasmatischen Phase sprechen. Ausgehend von den Symptomen können wir dann das angezeigte Arzneimittel und das aktive Miasma bestimmen.

Fall 15

Eine 30 Jahre alte Frau leidet unter Asthma und Symphiolysis pubis. Sie ist sehr ehrgeizig und hatte schon immer die Tendenz, bei der Bewältigung ihrer Aufgaben über ihre Kräfte zu gehen. Die Ursache für dieses Verhalten wurde der Tatsache zugeschrieben, dass ihre Eltern aufgrund der Schwangerschaft geheiratet hatten, obwohl sie diese Ehe nicht eingehen wollten. Abgesehen davon, dass ein uneheliches Kind als Schandfleck betrachtet wurde, waren ihre Eltern auch niemals glücklich miteinander. Als sie ein Kind war, erzählten sie ihr sogar, dass sie an ihrem Unglück und der schlechten Ehe die Schuld trage (DD Magnesium bromatum). Die Art des Kindes, die Eltern dennoch nicht zu verlieren, bestand darin, alles so gut wie möglich zu machen. Sie wuchs mit dem Gefühl auf, für das Wohlergehen ihrer Eltern verantwortlich zu sein und entwickelte daraus ein überaus feines Gespür nicht nur für die Bedürfnisse der Eltern, sondern auch für diejenigen aller anderen Menschen.

- Wohltätigkeit
- Sorgen, Beunruhigung; voller, ruhig, im Stillen
- Liebevoll, herzlich
- Schnelles Handeln
- Beschwerden durch Verachtung, geringschätzige Behandlung durch andere

Da einige deutliche Coffea-Symptome vorlagen, war das Mittel nicht schwer zu bestimmen. Im weiteren Verlauf dieses Buches werden wir uns noch eingehender mit Coffea als sykotischem Mittel beschäftigen.

Fall 16

Eine 27 Jahre alte Frau hat paranormale Erfahrungen, die ihr enorme Angst einflößen. Sie erzählt, dass sie Bruchstücke aus früheren Leben erneut erlebt – Situationen, in denen sie als Hexe verbrannt wird, ertrinkt oder in Ketten gelegt wird, weil sie verrückt ist. Sie hat sehr große Angst vor dunklen Mächten und Geistern. Beim Blick in den Spiegel sieht sie, dass sich ihr Antlitz in Gesichter aus der Vergangenheit verwandelt, was ihr ebenfalls Angst macht.

Sie erinnert sich daran, als Baby ihren Körper verlassen zu haben, worauf ein schwarzer Geist gekommen sei und ihr Angst eingejagt habe, indem er sie in die Luft warf. Auch hätte sich das Fenster geöffnet und eine schwarze Gestalt sei hineingekommen, worauf sich das Fenster wieder geschlossen habe.

Sie neigt sogar heute noch dazu, gegen ihren Willen ihren Körper zu verlassen, was ihr wegen schwarzer Geister, die sie bedrohen, große Angst macht. Um zu verhindern, dass dies geschieht, schlägt sie ein Kreuz über ihrem Bauch. Horrorfilme ängstigen sie. Sie hat Angst vor dem Tod, sogar vor dem Wort „Tod" und vor UFOs, die kommen, um sie zu holen.

Über viele Jahre hinweg reagierte sie gut auf Mancinella, bis das Mittel nicht mehr wirkte. Ihre Mutter wollte ihr nichts über die Schwangerschaft und die Geburt erzählen. Später allerdings versorgte uns ihr Stiefvater mit den Informationen, die benötigt wurden, um Lyssinum als Folgemittel zu bestätigen.

Ihre Mutter wurde mit ihr schwanger, ohne verheiratet zu sein und ihr damaliger Partner, der Vater des Kindes, wollte nicht, dass das Kind zur Welt kommt. Gegen Ende des dritten Schwangerschaftsmonats verprügelte er die Mutter schwer und schlug dabei auch auf ihren Bauch, um eine Fehlgeburt auszulösen. Diese Art von Missbrauch in der Schwangerschaft ist ein starker Hinweis auf Lyssinum. Es passt auf eine Situation, in der man von dem Menschen gequält wird, von dem man abhängig ist. Bei Lyssinum findet sich aber auch der Impuls eines Elternteils, das Kind im Bauch zu töten (Rob Peters hat von einem Fall mit der gleichen Idee berichtet).

- Wahnidee, gequält zu werden
- Töten, Wunsch zu
- Töten, plötzlicher Impuls, das Kind ins Feuer zu werfen
- Töten, plötzlicher Impuls, das Kind aus dem Fenster zu werfen
- Angriffslustig

Ihren biologischen Vater hat sie nie kennengelernt, hatte jedoch immer das Gefühl, dass ihre Mutter sie nicht gewollt hat. Bei dem Gedanken an die Embryonalzeit sieht sie nur eine große Schwärze. Ihr Stiefvater konnte uns keine detaillierten Angaben zur Geburt machen. Er weiß nur, dass sie sehr schwierig war und dass sie als Baby in den Tagen nach der Geburt unaufhörlich geschrieen hat.

Der Patientin erscheint manchmal das Bild eines schwarzen Babys, das zusammen mit viel Blut aus ihr herauskommt. Lyssinum wird auch dadurch bestätigt, dass sie eine Stimme hört, die sie dazu auffordert, andere Menschen mit einem Messer zu erstechen.

In psorischen, besonders aber in sykotischen Fällen kann man eine starke Sehnsucht nach dem vorgeburtlichen Zustand, dem Paradies, erkennen (mehr dazu in den folgenden Kapiteln). In psorischen Fällen erscheint dies als unspezifische Nostalgie, manchmal auch wie eine romantische Idee. Für die sykotischen Fälle hingegen reicht der Begriff „Sehnsucht" bei weitem nicht aus, den starken Drang zu beschreiben, zu dem Zustand zurückzuflüchten, in dem noch alles heil war, zum Paradies. Der Konsum von Drogen kann ein „Wieder-Erleben" dieser Periode ermöglichen. Die Arzneimittel, die im Folgenden vorgestellt werden, sind Mittel, die den erneuten Zugang zum vorgeburtlichen Zustand der Ur-Gemeinschaft ermöglichen. Einige dieser Arzneien werden in bestimmten spirituellen Traditionen verwendet, um die Transformation des Individuums zu fördern.

In der Homöopathie werden diese Arzneimittel eingesetzt, um Menschen zurück zur Erde zu bringen, ins Hier und Jetzt, in die Realität ihres Lebens. Wir können sie in Fällen verwenden, in denen das Individuum offenbar niemals vollständig inkarniert gewesen ist (besonders Hydrogenium und Helium), oder dann, wenn der Schmerz des Lebens einen Menschen dazu gezwungen hat, seinen Körper zu verlassen, um diesen Lebensumständen zu entfliehen (besonders in sykotischen Fällen). Eine weitere Indikation für diese Mittel sind Fälle von Nah-Tod-Erlebnissen (NTE), wenn das Individuum nie mehr richtig in den eigenen Körper zurückgekehrt ist.

Fall 17

Eine 87 Jahre alte Frau hatte nach einer Atelektase einen Herzanfall erlitten und war blau angelaufen, kalt und bewusstlos. Bevor sie in Ohnmacht gefallen war, hatte sie die Krankenschwester gebeten, die Türe zu öffnen, damit sie frische Luft bekomme. Mit Carbo vegetabilis wurde ihr Körper ins Leben zurückgebracht, aber es bedurfte noch eines Folgemittels. Sie beschwerte sich laufend darüber, dass alle anderen für sie sehr weit entfernt seien, so, als wenn sie selbst nicht da sei. Auch habe sie das Gefühl, ihre Füße berührten den Boden nicht. Cannabis indica befreite sie auf der Stelle von diesen Symptomen und brachte ihre Seele in den Körper zurück.

- Entfernung; übermäßig groß, erscheint
- Wahnidee; sie schwebe in der Luft
- Wahnidee; Körper und Seele sind voneinander getrennt

Wie bei der Behandlung jedes anderen Krankheitszustandes führt die Diagnose selbst, in diesem Fall ein Zustand von Post-NTE, nicht automatisch zu einem Arzneimittel. Wenn sich also ein Individuum nach einer NTE danach sehnt, zu dieser transzendentalen Welt zurück zu kehren, und wenn diese Sehnsucht begleitet wird von einem Gefühl des Verlustes und der Schwierigkeit, im Alltag zu funktionieren, sind psorische Mittel in Betracht zu ziehen. Wenn ein Mensch jedoch nach einer NTE das Gefühl hat, er lebe in zwei verschiedenen Welten und wenn durch die während der NTE erfahrene Liebe und Schönheit diesem Menschen seine innere Dunkelheit schmerzhaft bewusst wurde, müssen wir an sykotische Mittel denken. In Fällen, in denen eine NTE als Folge von Gewalt erlebt wurde und/oder die Person seither unter heftigen suizidalen Impulsen leidet, ist an syphilitische Arzneimittel zu denken.

Fall 18

Eine 66 Jahre alte Dame litt unter Schlaflosigkeit und Magenbeschwerden, als Folge der Einnahme vieler verschiedener Arzneimittel zur Behandlung ihrer Lungenkrankheit. Vor 30 Jahren hatte sie sich aufgrund von Bronchiektasen nach einer Virusinfektion zweier Lungenoperationen unterziehen müssen. In der Zeit nach der Operation erlitt sie zahlreiche Infektionen und geriet einmal in einen Zustand schweren Sauerstoffmangels, der ihr Gehirn schädigte, was im EEG nachgewiesen wurde. Seit dieser Zeit konnte sie nicht mehr schlafen und entwickelte später noch Epilepsie. Neben all diesen körperlichen Beschwerden zeigten sich auch sehr starke und vielfältige geistige Symptome. Zwar war sie einerseits sehr depressiv und suizidal, erlebte auf der anderen Seite aber auch viele ekstatische Momente. Sie fühlte sich Eins mit dem gesamten Universum und mit der Natur, von der sie sich vollständig akzeptiert fühlte. Farben und Geräusche, die von ihr intensiv wahrgenommen wurden, waren von außergewöhnlicher Schönheit und manchmal hörte sie wunderbare Musik. Die kleinsten Dinge konnten sie zutiefst glücklich machen. Sie reagierte sehr gut auf Cannabis indica (DD Anhalonium).

- Wahnidee; schön
- Wahnidee; wundervoll
- Wahnidee; Musik, hört schöne und erhabene Melodie, äußerst

In mancher Hinsicht erinnert eine NTE an die Geburtserfahrung. Der Tunnel, von dem viele Menschen berichten, lässt an den Geburtskanal denken. Das Licht, die Liebe und Wärme am Ende dieses Tunnels erinnern an die Erfahrung der „guten Brust“ direkt im Anschluss an die Geburt, wie es von Grof im Stadium der BPM IV beschrieben wird.

Der Konsum so genannter „Freizeit-Drogen“ in psorischen Fällen (in Form von „Urtinktur“) hat für gewöhnlich einen eher nostalgischen Hintergrund. Bei den psorischen Fällen, die eine dieser Drogen als homöopathisches Mittel benötigen, handelt es sich um Menschen, die den Eindruck erwecken, als würden sie es nie schaffen, ein ernsthaftes und erwachsenes Leben zu führen. Sie lassen sich treiben und vermeiden es, Verantwortung für ihr eigenes Leben zu übernehmen. Eine Vorgeschichte schweren Leidens bedeutet für gewöhnlich, dass dieser Mensch das psorische Miasma bereits hinter sich gelassen hat. In sykotischen Fällen zielt der Konsum von Drogen darauf ab, die Schmerzen des Lebens zu erleichtern und dem physischen Körper zu entfliehen.

In syphilitischen Fällen dienen Drogen der Selbstzerstörung. Dies zeigt sich an der aggressiveren Form des Konsums und der ausgeprägteren Tendenz zu harten Drogen. Syphilitische Fälle sehnen sich nicht nach dem Bauch der Mutter zurück. Sie wollen geboren werden in der Erfahrung von Tod und Wiedergeburt und sind auf der Suche nach drastischen Methoden, um den Kampf innerhalb des Geburtskanals zu beenden (vgl. dazu das Kapitel über das syphilitische Miasma). Daraus folgt, dass die

Mittel dieses Kapitels für die Behandlung syphilitischer Fälle eher nicht in Betracht kommen.

Vor-miasmatischer Zustand

Basis der Perinatalen Matrix	BPM I
Dynamik zwischen Mutter und Kind	Ur-Gemeinschaft Der gute Mutterleib
Stadium innnerhalb des Geburtsprozesses	Pränatale Gemeinschaft
Mythische Situation	Paradies
Pathologische Empfindungen	Keine Identität Grenzenlosigkeit
Erwartungen	Alles und Nichts

6.1.1 Vor-miasmatische Arzneimittel

Innerhalb dieses Abschnittes werden wir uns mit denjenigen Arzneimitteln beschäftigen, die zu dem Zustand passen, welcher der Inkarnation vorausgeht. Man könnte sie auch als prä-inkarnierte oder Prä-Persönlichkeits-Mittel bezeichnen. In gewisser Weise erscheint der Gedanke unsinnig, irgendeine Substanz könne den prä-materiellen Zustand vollständig repräsentieren. Da das Gleiche auch für Patienten gilt – es ist unmöglich, sich in einem prä-materiellen Zustand zu befinden und gleichzeitig einen physischen Leib zu besitzen – passen diese Arzneimittel jedoch vorzüglich in das Bild. Diese Menschen schweben und haben ihren Abstieg noch nicht vollendet.

Die Mittel dieser Gruppe können in zwei Untergruppen unterteilt werden.

In der ersten Gruppe sind die leichtesten Elemente des Universums und damit auch des Periodensystems angesiedelt, die Elemente Hydrogenium und Helium. In der Manifestation des Universums materialisierten sich diese beiden als die ersten Elemente. In der pränatalen Phase, deren Ausgangspunkt der Moment der Empfängnis ist, beginnt ein Prozess, in dessen Verlauf sich eine Entität in einem physischen Körper materialisiert. Es überrascht nicht, dass in der von Jeremy Sherr durchgeführten Hydrogenium-Prüfung zahlreiche Symptome auftauchen, die zur Schilderung der pränatalen Phase durch Stanislav Grof passen.

Die zweite Gruppe von Arzneimitteln enthält halluzinogene Substanzen.

6.1.2 Hydrogenium – Universaler Mutterleib

- Wohltätigkeit, Mildtätigkeit
- Wahnidee; Dinge sehen schön aus
- Wahnidee; Gegenwart Gottes, er befinde sich in der
- Wahnidee; sei im Himmel
- Träume; Mutter, von der; fliegt, die um die Welt
- Liebe, Menschheit, für die
- Wahnidee; Vereinigung mit einem höheren Bewusstsein

Hydrogenium: Hydrogenium fühlt sich vereint mit dem Universum. Wasserstoff ist das leichteste aller Gase und die erste Materie, die sich bildete. Es ist die erste Manifestation des Absoluten, das in die Inkarnation eintritt. In der Homöopathie können wir es nutzen, um Menschen zu helfen, die im psychologischen Sinne nie die Sicherheit des „universalen Mutterleibes“ verlassen haben. Sie sind aufgrund dessen nicht vollständig inkarniert, leiden unter einem Mangel an Substanz und erscheinen abgehoben.

Da sich Wasserstoff als das erste Element zu einem Zeitpunkt bildete, als sich das Absolute manifestierte, enthält es auch das Gefühl der Isolation, des Getrennt-Seins. Aus dem Einen werden Zwei. Dazu die Aussage eines Prüfers: „Ich nehme an, dass der Preis dafür, in den Himmel einzugehen, darin besteht, auch eine Reise in die Hölle unternehmen zu müssen.“ Das Mittel kann Menschen helfen, die aufgrund des Gefühls von universalem Bewusstsein und Erleuchtung Schwierigkeiten haben, in der realen Welt Fuß zu fassen; oder anders ausgedrückt: Menschen, die aus Furcht davor, in die Welt zu kommen, Zuflucht nehmen zu dem Gefühl des Eins-Seins mit dem Universum. Ein solches Bewusstsein, nämlich Eins zu sein mit der gesamten Schöpfung, ist natürlich ein wünschenswerter Zustand und auf gar keinen Fall als pathologisch zu werten. Bevor sich jedoch mein Ego mit dem Universum verbinden kann, muss ich es zuerst einmal erschaffen. Es ist unmöglich, zum Vater zurückzukehren, ohne ihn zuvor verlassen zu haben. Die Reise des Menschen beginnt mit dem Eintritt in die (Unter-) Welt und erst, nachdem man sich des Ichs bewusst geworden ist und seinen Platz in der Welt eingenommen hat, wird sich die Wieder-Vereinigung mit den Ursprüngen vollziehen.

6.1.3 Helium – Autist

Ich bin mir sehr wohl bewusst, dass die Diskussion eines möglichen Arzneimittelbildes von Helium sehr spekulativ ist und dass eine Spekulation eine unsichere Basis für die Begründung einer zuverlässigen Materia medica darstellt. Wie bei jeder Hypothese gilt aber auch hier: ihre Formulierung ist der erste Schritt auf der Suche nach der Antwort. Es gibt immer Gelegenheiten, bei denen keines der Mittel, mit denen man vertraut ist, so richtig zu passen scheint. In solchen Fällen könnte die Verschreibung eines eher amorphen Mittels, wie zum Beispiel Helium, durchaus zu rechtfertigen sein. Die Landkarte, die Christopher Kolumbus von Amerika anfertigte, war wahrscheinlich die schlechteste, die es je gab. Aber wer würde ihm das heute noch vorwerfen? Auf Helium übertragen heißt das: eine gute Prüfung und gut dokumentierte Praxisfälle werden die Eckpfeiler zur Absicherung des Arzneimittelbildes sein.

Jan Scholten ist einer der führenden zeitgenössischen Erforscher der Homöopathie. Viele der von ihm entworfenen Bilder neuer homöopathischer Mittel haben sich meiner Erfahrung nach als bemerkenswert akkurat erwiesen. Zum Thema Helium gab es bis zum Erscheinen seines Buches „Homöopathie und die Elemente" keinerlei homöopathische Literatur. Scholten entwirft auf dem Boden seiner Analysemethodik ein Bild von Helium, das er als „Autismus" bezeichnet. Er schreibt: „Sie fühlen sich, als wenn sie nicht in diese Welt kommen wollten. Sie bleiben lieber in sich selbst, um ihr eigenes Wesen zu erkunden. Es interessiert sie nicht, sich mit den Werten oder der Bedeutung des Lebens zu beschäftigen. Sie empfinden überhaupt keine Affinität zu solchen Fragestellungen, sie leben einfach. Sie haben den Prozess ihrer Inkarnation durchlebt, sie akzeptieren, dass sie hier leben und bezweifeln diese Tatsache auch nicht. Aber mit den Fragen nach dem Warum und Wofür ihrer Existenz wollen sie nichts zu tun haben ... darauf werden sie einfach nicht reagieren. Diese Menschen bleiben in sich eingeschlossen und sehr weit entfernt, unerreichbar für ihre Umgebung."

Die Betrachtung von Helium im Kontext der Geburt macht deutlich, warum es als pränatales und prä-miasmatisches Mittel so gut auf Autismus passt. Beim Autismus ist die Verbindung zur Außenwelt nicht geschaffen worden. Im pränatalen Stadium existiert kein Gefühl von Dualität im Sinne eines „Innen und Außen", eines „Ich und der Andere", also gibt es auch keine Beziehung. Alles, was ist, ist. Und wenn die Umwelt in die Welt des Autisten hineinkommt, dann kommt sie vollständig hinein. Sehr eindrücklich lässt sich das bei so genannten „gelehrten Idioten" (franz.: *idiot savant*) beobachten, wie sie in den Filmen „Rain Man" und „Being There" von den Hauptdarstellern verkörpert wurden. Diese Menschen können zum Beispiel ein exaktes Bild der Westminster Abbey zeichnen, nachdem sie nur einen flüchtigen Blick auf die Kirche geworfen haben. Andere können sich fehlerlos an die Wetterberichte für jeden einzelnen Tag mehrerer Jahre erinnern. Aber sie sind mit diesen Dingen nicht verbunden. Dinge sind entweder Teil ihrer selbst oder nicht.

Das Element Helium entsteht aus der Verschmelzung zweier Wasserstoffatome. Man könnte von daher sagen, dass Helium durch diese Fusion das dem Hydrogenium eigene Gefühl der Isolation aufgelöst hat, indem es in sich Eins geworden ist. Dies ist vergleichbar mit Zwillingen, die nach ihrer Geburt ihr gesamtes Leben in einem Haus miteinander verbringen, ohne dabei mit der Außenwelt zu kommunizieren.

Es erinnert an ein Schachspiel, bei dem das Remis nach dem zweiten Zug schon feststeht. Ein richtiges Spiel entfaltet sich auf diese Art nie, es kommt keine Interaktion mit dem Leben in Gang und über die inneren Gefühle und Empfindungen der Beteiligten wissen wir nichts. Wir können sagen, dass Helium auf irgendeine Art nicht lebt. Einen Bissen der Frucht vom Baum der Erkenntnis zu nehmen ist es, was die Figuren auf das Schachbrett des menschlichen Lebens setzen würde. Aber es scheint, als ob Helium keinen einzigen Bissen zu sich genommen hätte. Es befindet sich außerhalb des Paradieses, ohne in der Welt zu sein.

Abgesehen von autistischen Fällen kann Helium auch bei Patienten angezeigt sein, die durch freiwilligen Kaiserschnitt zur Welt gekommen sind. Damit ist gemeint, dass die Entscheidung für den Kaiserschnitt zu einem Zeitpunkt vor Eintritt der Wehenschmerzen gefallen ist und der Fötus sich in diesem Moment noch in einem sehr gutem Zustand befunden hat. Das Kind wird in einem solchen Fall aus dem Bauch der Mutter genommen, ohne dass Wehen eingesetzt hätten oder Gefahr für sein Leben bestanden hätte. Es ist bekannt, dass solche Menschen später ein schwieriges Leben haben können, weil sie immer noch darauf warten, dass alles, was sie benötigen, automatisch zu ihnen kommt. Sie verhalten sich, als lebten sie auf einer Südseeinsel, auf der man nur die Hand ausstrecken muss, um die vom Baum fallende Kokosnuss aufzufangen. Sie haben

Schwierigkeiten, ihre Energie in irgendetwas zu investieren, weil ihnen die Erfahrung des erfolgreichen Kampfes um eine Sache fehlt – der Kampf um ihr eigenes Leben bei der Geburt.

6.1.4 Cannabis indica – Ich bin draußen

- Wahnidee; schön
- Wahnidee; der Körper bedecke die gesamte Erde
- Wahnidee; schwebe in der Luft
- Wahnidee; leicht, körperlos, nicht stofflich, hält sich für
- Wahnidee; Wissen, er besitze unendliches
- Wahnidee; Himmel, er sei im
- Wahnidee; Engel zu sehen
- Wahnidee; Ewigkeit, er sei in der
- Ausdehnung der Zeit
- Angst; verrückt zu werden

Cannabis indica: Ich habe in meiner Praxis noch keinen Fall von Cannabis indica erlebt, bei dem Haschischkonsum der für die Verschreibung kausale Faktor gewesen ist und ich möchte darauf hinweisen, dass ich in den Niederlanden praktiziere. Was ich allerdings gesehen habe, waren Fälle von Patienten, die aufgrund ihrer grauenvollen Lebensgeschichte nur überleben konnten, indem sie ihren Körper verließen, was ein im Grunde sykotisches Symptom ist (vgl. Kap. 6.4). Der Zustand, den sie beschreiben, vermittelt uns einiges an Wissenswertem über die prä-miasmatische Phase. Die Gabe dieses Arzneimittels ist gleichwohl oft in Fällen mit sykotischem Hintergrund angezeigt.

In Mitteln wie Cannabis indica können wir eine Veränderung der Wahrnehmung von Raum und Zeit durch den Patienten beobachten. Das Bewusstsein für Raum und Zeit ist jedoch gebunden an eine physische Existenz, an Materie. Menschen, die nicht vollständig inkarniert und in ihrem physischen Körper nicht zentriert sind, können ihren Körper ohne größere Schwierigkeiten verlassen und dadurch die Grenzen von Raum und Zeit hinter sich lassen. In gewisser Hinsicht ist das eine begehrenswerte Verfassung, oder zumindest ein Zustand, den jeder Mystiker der Welt zu erreichen versucht. Probleme entstehen, wenn dies unternommen wird, ohne zuvor ein stabiles Ego und eine vollständige Persönlichkeit entwickelt zu haben. Nur auf der Basis einer voll ausgebildeten Persönlichkeit ist es möglich, die Inspiration aus den spirituellen Ebenen des Lebens in der realen Welt zu nutzen und zu integrieren. Sich ohne diese Basis in Cannabis-ähnliche Zustände zu begeben, gleicht dem Versuch, einen Drachen steigen zu lassen, ohne die Leine zu sichern. Der Persönlichkeit fehlt die Schwerkraft, welche die Seele während ihrer Reise verankern wird. Ohne ein solches Zentrum in sich selbst kann das Betreten dieser Ebenen zu einer extrem furchteinflößenden Erfahrung werden. Bei Cannabis kommt dies zum Ausdruck in der starken Angst, verrückt zu werden oder den Verstand zu verlieren.

6.1.5 Anhalonium – Das Licht brennt, aber niemand ist zu Hause

- Empfindung; von Musik getragen zu werden
- Wahnidee; könne den Körper verlassen, herumgehen und dabei auf ihn herabschauen
- Wahnidee; Körper unstofflich, immateriell, sei
- Wahnidee; fliegen, er oder sie meint zu
- Wahnidee; Unsterblichkeit, von
- Wahnidee; Auflösung, Zerfall von Raum und Form
- Verlust des Zeitbegriffes
- Verschmelzen; mit der Umgebung
- Fehler; macht, in Bezug auf die Zeit, Gegenwart verschmolzen mit der Ewigkeit

Anhalonium: Auch hier finden wir wundervolle Erfahrungen, wobei der Begriff „Wahnidee" zur Beschreibung dieser Zustände eigentlich irreführend ist. Was diese Menschen erleben, ist real. („Zeit und Raum sind Konzepte, in denen wir denken, und nicht Bedingungen, unter denen wir leben." – Albert Einstein) Um einen pathologischen Zustand handelt es sich erst, wenn es zur Verwirrung kommt – wenn das eigene Erleben mit dem Hier und Jetzt verwechselt wird – und wenn ein Mensch in einen solchen Zustand flüchtet, um dem Leben zu entfliehen, anstatt es mit diesen Erfahrungen zu bereichern.

- Flucht vor der Realität
- Wille, Verlust des; Einsicht, mit erhöhter

Der Wille ist das erste Merkmal des Egos. Eine erhöhte Einsicht wird ohne sicher fundiertes Ego bedeutungslos bleiben und diesem Menschen daher nicht dabei helfen, sein Leben zu gestalten.

- Wahnidee; getrennt, er sei von der Welt
- Schizophrenie

Anhalonium wird von diesen Zuständen jedoch weit weniger beunruhigt als Cannabis indica und scheint auch keine Angst vor dem Verlust des Verstandes zu haben.

Zu diesem Stadium der Ur-Verbindung innerhalb der Entwicklung passen noch die Mittel Psilocybe caerulescens und LSD.

6.2 Psorisches Miasma – „Vertreibung aus dem Paradies“

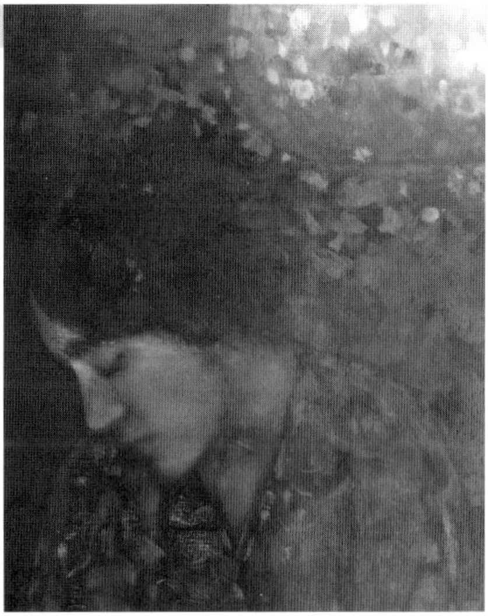

BPM II Phase1: „Der Beginn des Geburtsvorgangs“ (Veränderungen in einem noch geschlossenen uterinen System)

Mit Einsetzen der ersten Kontraktionen vollziehen sich einige Veränderungen in der Erfahrungswelt des Babys. Diese Phase des Antagonismus' zur Mutter (Grof) wird gekennzeichnet durch zwei bedeutsame Schritte: der eine ist die Vertreibung aus dem Paradies, der andere ist der Wechsel hin zu einem gegensätzlichen Zustand, zum Erleben der Hölle. Wie ich Ihnen zeigen werde, beinhalten beide Zustände sehr spezifische Themen, die uns an zwei Miasmen erinnern werden, nämlich die Psora und die Sykose.

Konzepte der Psora

- Angst und Unsicherheit
- Bewusstsein von Zerbrechlichkeit
- Nostalgie
- Gefühle von Schuld

- Sich auf die Reise in die Unterwelt vorbereiten
- Die ersten Schritte im Prozess der Individuation
- Persona
- Scheitern und Erfolg
- Vom Prinzen zum Bettler
- Scham

Wir können diese Erfahrung als „verlorenes Paradies" beschreiben. Der bislang „gute Mutterleib" verwandelt sich in einen ungemütlichen Ort. Plötzlich ist da ein Gefühl von Gefahr, ohne allerdings deren Quelle ausmachen zu können. Menschen, die in einem späteren Lebensabschnitt in diese Phase zurückgeführt wurden, haben auch über Schuldgefühle berichtet. Man muss ein wahrhaft großer Sünder sein, um aus dem Paradies ausgestoßen zu werden. Es kann dabei auch das Gefühl entstehen, den Ansprüchen von Perfektion nicht genügt zu haben.

Dieser Phase lassen sich leicht die drei grundlegenden Themen zuordnen, die Masi als der so genannten primären Psora zugehörig beschreibt:

1. Angst, Unsicherheit und das Bewusstsein der eigenen Zerbrechlichkeit
2. Nostalgie in Bezug auf die Vergangenheit, als alles noch besser war, und das Vermissen von Freundschaft und Liebe
3. Gefühle von Schuld, für die gegenwärtige Situation selbst verantwortlich zu sein

Die Nostalgie kann sich im späteren Leben dadurch zeigen, dass der betreffende Mensch nach Mitteln und Wegen sucht, die Einheit und Schönheit seiner vorgeburtlichen Existenz wieder zu erleben. Eine Möglichkeit besteht in dem Versuch, mit Hilfe von Drogen oder Alkohol dorthin zurückzukehren. Dies wird aber im besten Fall nur zu kurzen Momenten paradiesischer Gefühle führen, da es keinen Weg zurück gibt. Eine andere Möglichkeit besteht darin, die Abreise zu verschieben, was jedoch nichts daran ändert, dass die Reise in die Unterwelt begonnen werden muss. Und diese Reise ist der Individuationsprozess. Hier gibt es abwechselnd Chancen auf Erfolg wie auch die Gefahr des Scheiterns, verbunden mit der Hoffnung auf ein besseres Leben. Stärker jedoch ist die Angst vor den Gefahren, denen man begegnen wird. Wenig ist übriggeblieben von dem Gefühl der Gottesnähe und dem königgleichen Dasein, das wir im Paradies erlebt haben. Als Prinz geboren zu werden und König eines Reiches zu sein sind zwei verschiedene Dinge.

Im psorischen Zustand wird die Flucht als Versuch der Rückkehr in den Bauch der Mutter erlebt. In der Erinnerung war dort, in der Vergangenheit und vor dem Beginn aller Zeit, alles gut. Wenn psorische Menschen Selbstmord als Lösung ihrer Probleme erwägen, versuchen sie damit nur das Gefühl des Eins-Seins wiederzuerlangen. Daher werden sie zu Mitteln und Methoden greifen, die sie wieder mit dem mütterlichen Ozean vereinen können. Es sind Mittel, die ihnen einen sanften und langsamen Abschied von dieser Welt ermöglichen. Sie greifen zu Tranquillizern oder Schlaftabletten, Alkohol oder Drogen – zu allem, was ihr Selbst und ihr Bewusstsein langsam auflösen wird. Vorstellbar ist, dass sich jemand in eine mit warmem Wasser gefüllte Badewanne setzt und sich dann die Pulsadern öffnet, um auf diese Weise langsam das Bewusstsein zu verlieren und unter Wasser zu gleiten. In Berichten von Menschen, die beinahe ertrunken wären, finden sich ganz ähnliche Schilderungen. Ihnen wurde warm und sie fühlten sich völlig ruhig und im Frieden mit sich. Wenn wir uns aber dazu entscheiden, unser Leben doch nicht zu beenden, bleibt nichts anderes übrig, als nach vorne zu schauen und der Welt zu begegnen.

Der psorische Zustand symbolisiert die Situation eines Prinzen, der den Komfort des Palastes, d.h. des Paradieses, verloren hat. Er findet sich nun auf einmal ganz alleine in der Welt wieder, in der er lernt, Verantwortung für sein Leben und seine Bedürfnisse zu übernehmen. Das Thema der Psora ist der Versuch, zu lernen, mit dem Leben umzugehen: wie man laufen und sprechen lernt, wie man sich um den eigenen Körper, das eigene Heim und um Nahrung kümmert und wie man seinen Platz in der Familie und der Gesellschaft findet. Der Begriff des „Ringens“ charakterisiert das Wesen der Psora in dieser Hinsicht recht treffend (Rajan Sankaran).

Das Gefühl der Scham lässt sich leicht als Grundzug der großen psorischen Mittel nachweisen. Das erste, was Adam und Eva fühlten, nachdem sie Früchte vom Baum der Erkenntnis gegessen hatten, war Scham. Bis zu diesem Zeitpunkt gab es nur Unschuld. Von da an wurde über sie geurteilt.

Ein Übergewicht der Psora während der Geburt besteht in Fällen, in denen der Beginn der Geburt und das Einsetzen der Wehenschmerzen aus Sicht der Mutter alle anderen Erfahrungen des Geburtsprozesses überlagert hat. Dies kann sich als zögerlicher Beginn der Geburt, mit beständigem Kommen und Gehen von Wehenschmerzen äußern, oder auch in Form einer heftigen emotionalen Reaktion auf das Einsetzen der Wehen.

Psora	
Basis der Perinatalen Matrix	BPM II a
Dynamik zwischen Mutter und Kind	Beginn der Trennung
Stadium innerhalb des Geburtsprozesses	Beginn der Kontraktionen Chemische Veränderungen
Mythische Situation	Vertreibung aus dem Paradies Der gefallene Engel Luzifer
Pathologische Empfindungen	Scham Unsicherheit
Erwartungen	Nostalgie

6.2.1 Psorische Arzneimittel

Zur Situation der Vertreibung aus dem Paradies passen die folgenden homöopathischen Mittel:

6.2.2 Sulfur – König der Bettler

Luzifer, der aus dem Paradies vertrieben wurde

- Beschwerden durch Blamage, Beschämung
- Wahnidee; er ist entehrt
- Wahnidee; Mangel leiden, er werde
- Wahnidee; Versager, hält sich für einen
- Wahnidee; gelingen, nichts werde, meint alles falsch zu machen
- Wahnidee; durch eine unverzeihliche Sünde seine Gnadenfrist vertan zu haben
- Schmutzigkeit versus Ekel
- Närrisches Verhalten; Glück und Stolz
- Imbezilität; Lumpen erscheinen ihm so schön wie Seide

Sulfur: Dies ist das Bild eines Menschen, der aussieht wie ein Bettler, sich jedoch seiner königlichen Herkunft erinnert und darum kämpft, sein Königreich wieder zu errichten. Da er weiß, dass er der König ist, entstehen seine Schmerzen daraus, dass andere ihm die Anerkennung seines Status' verweigern. Aus dieser Situation heraus ist er dazu gezwungen, sich zu beweisen und sein von ihm selbst empfundenes königliches Wesen der Welt mitzuteilen. Einst war er König aufgrund seines Geburtsrechtes, jetzt kann er es wieder werden, muss aber seine Qualifikationen für diese Position nachweisen. Sulfur muss sich der Tatsache bewusst werden, dass seine Geburt als Prinz ihn nicht automatisch dazu berechtigt, König zu sein. Über die dazu erforderlichen Qualitäten verfügt er. Sie müssen aber erst noch ausgebaut werden.

Es ist erstaunlich, dass die Psora die Vertreibung aus dem Paradies widerspiegelt, während ihr Hauptmittel Sulfur symbolisch für Luzifer steht, den gefallenen Engel, der Adam und Eva zum Essen der Frucht vom Baum der Erkenntnis verführte. Sulfur ist wissbegierig und neugierig. Vom Baum der Erkenntnis zu essen, stellte eine Versuchung dar, der er nicht widerstehen konnte. In diesem Zusammenhang können wir auch an das Mittel Granatum denken, den Granatapfel, der als eben jene Frucht betrachtet wird, von der Adam einen Bissen genommen hat.

- Neugierig, nachforschend
- Verlangen nach Äpfeln

Granatum steht auch in Verbindung zur Geschichte von Persephone. Sie wurde von Hades gefangengenommen und in die Unterwelt verschleppt, wo er sie zu seiner Braut machte. Persephones Mutter Demeter geriet darüber in Trauer, die so tief war, dass sie zu Missernten auf der Erde führte. Durch den Hunger, unter dem die Menschheit daraufhin litt, fühlte sich Zeus veranlasst, seinem Bruder Hades zu befehlen, Persephone ihrer Mutter zurückzugeben. Bevor er sie gehen ließ, gab Hades Persephone ein Stück von einem Granatapfel zu essen, den er vorher mit einer magischen Substanz präpariert hatte, die bewirkte, dass Persephone seiner Liebe nachgab und der Hochzeit mit ihm zustimmte. Der Apfel hatte solch große Macht über sie, dass sie von dort an jeden Winter zu Hades zurückkehrte, um mit ihm als Mann und Frau zu leben.

Der nächste Schritt von Sulfur besteht darin, aktiv zu werden und sein Wissen anzuwenden – die Welt und sich selbst zu entdecken und der Welt schließlich die tiefsten Wahrheiten über sich selbst zu offenbaren.

6.2.3 Lycopodium – Aufgeblasener Prinz

- Missbrauch treibend
- Angeber; will als reich gelten
- Diktatorisch; Liebe zur Macht
- Mangel an Charakter
- Wunsch nach Selbstvertrauen
- Abneigung gegen Verantwortung
- Furcht, Misserfolg, vor
- Furcht, Zielort nicht erreichen zu können, seinen

Lycopodium: Auch hier können wir die Zweiteilung zwischen dem König und dem Bettler beobachten, die derjenigen von Sulfur sehr ähnlich zu sein scheint. Der Unterschied liegt darin, dass sich Lycopodium auch in seinem Inneren als Bettler empfindet. Sein Ziel ist ebenfalls, sein Königreich wieder zu erlangen und auch er strebt nach der Macht, andere zu beherrschen. Anders als Sulfur jedoch ist sich Lycopodium weniger sicher, ob er über die Fähigkeiten verfügt, sein Ziel zu erreichen und schiebt daher Verantwortung von sich, um so ein mögliches Scheitern zu vermeiden. Er bemüht sich, den Bettler zu verstecken und andere in die Irre zu führen, indem er sich verhält, als besitze er das Selbstvertrauen einer Führungspersönlichkeit. Er spielt diese Rolle, ohne dass er dabei seinen wahren königlichen Status innerlich realisiert hätte.

6.2.4 Calcarea carbonica – Schutzlose Prinzessin

- Panik; große Angst mit innerer Unruhe, nach Hören von Grausamkeiten
- Angst; Kinder; Angst vor allem
- Redet; nichts anderem, von; Mord, Feuer und Ratten
- Wahnidee; Verwirrtheit an, die Leute sehen ihr ihre
- Furcht; lächerlich gemacht zu werden
- Furcht; Osteoporose vor
- Wissbegierig; übernatürliche oder spirituelle Dinge, über

Calcarea carbonica: Sie ist sich, ähnlich wie Lycopodium, ihrer innerlichen Schwäche bewusst und schämt sich ihrer Verletzbarkeit. Der Grund für den Wechsel von der männlichen zur weiblichen Form liegt darin, dass der Begriff Verletzbarkeit gemeinhin eher mit der Person einer Prinzessin als der eines Prinzen assoziiert wird. Im Bemühen, sich zu schützen, sucht sie nach Zufluchtsorten und nach Schutz. Fortlaufend beobachtet sie die Welt um sich herum und kategorisiert alles, was sie erlebt. Sie stellt Fragen, da Wissen eine Sicherheit vermittelt, wie ein Licht in dunkler Nacht. Es mag sein, dass Calcarea carbonica nicht so schnell durch den Kampf des Lebens hindurchgeht wie anderen dies scheinbar gelingt, aber sie geht diesen Kampf entschlossen an. Sie gehört zu jener Sorte von Reisenden, die nicht aufbrechen, ehe sie nicht perfekt vorbereitet sind. Sulfur hingegen wird auf die Reise gehen, ohne größere Vorbereitungen getroffen zu haben, da er der Meinung ist, er brauche das alles nicht. Und – seien wir ehrlich – für gewöhnlich behält er damit auch Recht, obwohl es immer offensichtlich ist, dass seine Ergebnisse bei etwas mehr Hingabe und Aufmerksamkeit noch deutlich besser hätten ausfallen können. Calcarea carbonica wartet ab und bereitet sich vor. Wenn sie dann allerdings einmal in Fahrt kommt, ist sie nicht leicht wieder zu stoppen. Schließlich ist es auch nicht einfach, mit einem solch großen Kopf geboren zu werden und das erfordert Ausdauer, Hartnäckigkeit und gute Vorbereitung.

6.2.5 Silicea – Ätherische Prinzessin

Das typische, durchsichtig erscheinende Silicea-Kind sieht aus wie eine ätherische Prinzessin aus einem der Gemälde von Sulamith Wülfing. Sie vermittelt den Eindruck einer verschämten, schüchternen Prinzessin, die mit einem Bein noch im Paradies, mit dem anderen jedoch bereits in der diesseitigen Welt steht.

- Unzufrieden mit allem

Sie ist entrüstet, dass man ihr das Königreich weggenommen hat – dass ihr goldener Ball am Grunde des Brunnens liegt. Silicea teilt diese Idee der Unzufriedenheit über den Verlust des Paradieses mit Calcarea carbonica. Aber ihr vornehmer königlicher Hintergrund in Verbindung mit ihrer Angst vor möglichen negativen Konsequenzen bringt sie dazu, ihre Unzufriedenheit weniger deutlich zum Ausdruck zu bringen.

- Selbstgefälligkeit, Eigendünkel
- Landwirtschaft, unbegabt für Tätigkeit in der
- Haushalt, Frauen unfähig zum
- Mangel an Pflichtgefühl

- Finanzen, unbegabt im Umgang mit
- Gewissenhaft in Bezug auf Kleinigkeiten, zu pedantisch
- Wahnidee; alles werde fehlschlagen
- Rückgrat, ohne

Die psorische Herausforderung, hinauszugehen in die Welt und selbst für die Erfüllung seiner Bedürfnisse zu sorgen, ist ganz sicher nicht Siliceas Ding. Ihr Aufenthalt im Paradies hat sie zu sehr verwöhnt. Sie fühlt sich zu königlich, zu empfindlich, und gleichzeitig zu unsicher und zu schwach, um sich mit diesen weltlichen Belangen auseinander zu setzen.

Fall 19

Ein 14 Jahre altes Mädchen hat seit 12 Jahren gut auf Silicea reagiert. Bei ihrer Geburt hatten die Wehenschmerzen nur sehr zögerlich eingesetzt und waren dann wiederholt zurück gekommen und wieder verschwunden. Diese Schilderung ließ mich an das Schlüsselsymptom des „schüchternen Stuhlgangs" denken, hier umbenannt in „schüchternes Baby".

- Furcht; Unternehmungen, vor neuen
- Schüchternheit; Auftreten in der Öffentlichkeit, beim
- Unentschlossen, wechselhaft

Im nächsten Silicea-Fall zeigt die Mutter im Verlaufe der Geburt ihrer Zwillinge bereits Symptome des Konstitutionsmittels der beiden Kinder.

Fall 20

„In der 36. Woche verlor ich etwas Fruchtwasser. Ich war noch so auf eine Schwangerschaftsdauer von 40 Wochen fixiert, dass ich anfänglich überhaupt nicht realisierte, dass die Wehen bei mir eingesetzt hatten. Mein Ehemann musste mich überreden, einen Koffer mit dem Notwendigsten mitzunehmen, als er mich ins Krankenhaus brachte. Ich war davon überzeugt, dass ich nach der Untersuchung wieder nach Hause gehen würde. Als dann jedoch die Wehenschmerzen begannen, wusste ich nicht mehr, was ich tun sollte, wie ich atmen sollte und so weiter. Ich hatte vorher alles darüber gelesen, jetzt aber wusste ich überhaupt nichts mehr. Es war so anders, als ich es mir vorgestellt hatte, dass ich mich jetzt nur schwer auf die neue Situation einstellen konnte. Vielleicht hatte ich versucht, mir die Details zu genau vorzustellen. Jetzt aber fühlte ich mich nur noch unsicher. Machte ich alles richtig? Als ich spürte, dass der Zeitpunkt gekommen war, das erste Kind mit einer Presswehe nach draußen zu befördern, dachte ich nur: ‚Mein Gott, was muss ich denn jetzt bloß tun? Muss ich pressen oder muss ich es zurückhalten?‘“

- Eigensinnig; erklärt, es sei mit ihm alles in Ordnung
- Verschiebt alles auf den nächsten Tag
- Monomanie, Zwangsvorstellung
- Gedanken, hartnäckig
- Angst; bei Kindern, Schulängste
- Wahnidee; alles werde fehlschlagen
- Vertrauen, Mangel an Selbstvertrauen
- Gewissenhaft in Bezug auf Kleinigkeiten

6.2.6 Psorinum – Verzweifelter Bettler

Mein Gott, mein Gott, warum hast Du mich verlassen?

Wenn meine Hypothese zutrifft, dass die Geburtserfahrung einer in ihrem Ablauf festgelegten Reise entlang der Miasmen entspricht, müssten wir in der Analyse jeder Phase des Geburtsprozesses sehen, dass sowohl das Hauptmittel des entsprechenden Miasmas als auch dessen Nosode klare Symptome zeigen, die zu dieser spezifischen Phase passen. Meine Schlussfolgerung lautet, dass das eindeutig der Fall ist. Bemerkenswert ist, dass die Nosoden jedes Miasmas zur Endphase des jeweiligen Stadiums der Geburt passen und dabei auch schon bereits eine Vorahnung der sich anschließenden, nächsten Phase zum Ausdruck bringen.

- Fühlt sich ungewöhnlich gut am Tage, bevor er krank wird
- Wahnidee; durch eine unverzeihliche Sünde seine Gnadenfrist vertan zu haben
- Verlassenheitsgefühl
- Wahnidee; er sei arm
- Schmutzigkeit
- Verzweiflung; Hautjucken, durch
- Verzweiflung; Genesung, an der; Rekonvaleszenz, während der

Psorinum: Hier haben wir ihn, den schmutzigen Bettler, all seiner Habseligkeiten beraubt, erschöpft, nur noch schwache Lebenszeichen von sich gebend, depressiv und in tiefer Verzweiflung. Im Paradies war alles noch so gut (*Fühlt sich ungewöhnlich gut am Tage, bevor er krank wird*). Aber jetzt hat man ihn aus dem Paradies vertrieben und er fühlt sich verlassen. Warum nur? „Mein Gott, mein Gott, warum hast du mich verlassen?" Das Paradies hat er für immer verloren und es gibt für ihn keinen Weg dorthin zurück. Auch ist ihm die Existenz eines Tunnels (des Geburtskanals) nicht bewusst, der ihm den Weg aus seinen Schwierigkeiten weisen könnte, geschweige denn ein Licht an dessen Ende (*Verzweiflung; Genesung, an der, während der Rekonvaleszenz*). Das einzige, was er weiß, ist, dass es keinen Weg zurück gibt und sein einziger Ausweg darin besteht, in die Unterwelt einzutreten.

Nosoden

Bei den Nosoden handelt es sich um eine sehr spezielle Gruppe von Arzneimitteln, die aus erkranktem Gewebe oder Ausscheidungen hergestellt werden. Sie nehmen eine Sonderstellung innerhalb der Gesamtheit aller anderen Arzneimittel ein, die den verschiedenen Reichen entstammen. Aufgrund ihrer geringen Attraktivität sind sie den Patienten oft schwierig zu vermitteln. Sie stehen in enger Verbindung mit den Miasmen. Die Tatsache, dass sie scheinbar, wie sich aus dem Vergleich des Materials von Grof mit den Inhalten der homöopathischen Materia medica ergibt, die Kulminationspunkte der Miasmen markieren, verstärkt diese Verbindung noch weiter. Diese Annahme deckt sich mit der Beobachtung erfahrener Homöopathen, die sagen, dass zu einem bestimmten Zeitpunkt der Behandlung eine Nosode benötigt wird, um eine andere Ebene innerhalb der Behandlung zu erschließen. Sie bilden also auch im Behandlungsverlauf der Patienten eine spezifische Gruppe von Arzneimitteln. Die Nicht-Nosoden entstammen alle einem bestimmten Reich – den Mineralien, den Pflanzen oder den Tieren – und werden gewöhnlich aus gesundem Material gewonnen. Von daher könnten wir behaupten, dass die homöopathische Potenz einer gesunden Substanz verabreicht wird, um so den Gesundheitszustand eines Individuums zu verbessern. Leider wird jedoch sehr oft auch von gut gewählten Mitteln, die wundervoll gewirkt haben, die miasmatische Schicht nicht erreicht, was sich dann in Rückfällen im Gesundheitszustand des Patienten äußert. Ich vermute, dass es neben der Verabreichung eines Mittel, das dem gesunden Anteil eines

Patienten ähnelt (Symptome sind Zeichen von Gesundheit und der Dynamis in Aktion), zur vollständigen Auflösung der Situation noch der Gabe einer Substanz bedarf, die mit dem erkrankten Aspekt des Patienten, nämlich dem Miasma, in Resonanz tritt. Und genau dafür brauchen wir Arzneimittel, die aus kranker Materie gewonnen werden, also die Nosoden.

Es scheint, als ob erst durch eine Nosode der Bann wirklich gebrochen werden könne. Beim Blick auf ihre Eigenschaften als Konstitutionsmittel tauchte in mir immer wieder der Gedanke auf, dass die Patienten, die sie benötigen, in irgendeiner Weise besessen erscheinen. Es hat den Anschein, als sei das spezifische Miasma im Begriff, die Herrschaft über das Individuum zu übernehmen. Der Patient hat die Kontrolle über seinen Juckreiz, den Sexualtrieb, seine Rastlosigkeit, Angst, Wut, oder was immer auch das vorherrschende Merkmal dieses bestimmten Miasmas sein mag, verloren.

6.3 Übergang von Psora zu Sykose

6.3.1 Tuberculinum

Auf den ersten Blick scheint sich Tuberculinum nur schwer in die Theorie der Miasmen einordnen zu lassen, nicht zuletzt, weil es Spuren aller Miasmen in sich trägt. Wie ich bereits im Vorwort zu diesem Buch sagte, ist für mich jedes Konzept eines linearen Modells der Miasmen und des Individuationsprozesses eine Verletzung der Wahrheit. Da es aber der für uns beste Weg ist, Verständnis in diesen Prozess zu bringen, ist es nun einmal das Modell, mit dem wir arbeiten. Weil wir uns also auf die lineare Betrachtung beschränken, müssen wir Tuberculinum zuerst im psorischen Miasma verankern, mit dem sykotischen Miasma als der nächstfolgenden Etappe. Ich platziere Tuberculinum also zwischen der Psora und der Sykose. Wie komme ich auf diesen Gedanken?

Ein auffälliges Merkmal von Tuberculinum ist der rastlose Drang nach Veränderung und nach Reisen. Er verfügt über eine romantische und nostalgische Ader und ist mit seinen Lebensumständen und dem Ort, an dem er sich befindet, unzufrieden. Wir sehen die Sehnsucht nach einem besseren Ort, die mit der Erinnerung an den Zustand der Ur-Verbindung mit der Mutter verbunden ist. Das Paradies ist zwar verloren, Tuberculinum hat aber immer noch die Hoffnung, es wieder zu erlangen. Darin erinnert er an den Archetypus des reinen Narren, den weder das Wissen noch das Bewusstsein um mögliche Gefahren daran hindern können, einfach in die weite Welt hinaus zu gehen.

- Unzufrieden
- Hoffnungsvoll
- Reiselust
- Verlangen, Veränderung, nach dauernder
- Wandertrieb, Ort zum andern, von einem
- Sentimental
- Kühnheit, Verwegenheit, Dreistigkeit

Anstatt an der Entwicklung der Fähigkeiten zu arbeiten, die sein Überleben in dieser Welt sichern, wandert er über den Planeten, um das Tor zum Paradies wiederzufinden. Das Element der Hoffnung zeichnet sich in diesem Arzneimittel besonders deutlich ab. Er lehnt es ab, zu lernen und sich an die gegebenen Umstände anzupassen. Er lässt entweder alles hinter sich oder verhält sich einfach antisozial. Ein solches anti- oder asoziales Verhalten wird besonders stark zum Ausdruck kommen, wenn Tuberculinum daran gehindert wird, seinen nostalgisch geprägten Neigungen zu folgen. Einschränkungen seiner persönlichen Freiheit sind für ihn bereits gegeben, wenn er an einem Esstisch zu sitzen hat, zur Schule gehen muss oder über lange Zeit am gleichen Ort lebt.

- Destruktivität
- Trotzig, aufbegehren
- Ungehorsam
- Entfliehen, versucht zu

Die psorische Idee der Scham findet sich in dieser Rubrik:

- Träume, er sei prüde

Die Rastlosigkeit von Tuberculinum kann auch als antizipatorische Angst vor dem nächsten Krankheitsstadium, der Phase der Sykose, aufgefasst werden, in der sich die Beschränkungen, auf die er so empfindlich reagiert, noch bedeutend verschärfen. Er scheint durch seine Geschäftigkeit, seine Rastlosigkeit und sein Umherwandern einer Festlegung entgehen zu wollen. Trotzdem wird genau diese Fixierung kommen. Spätestens dann, wenn die Tuberkulose als Ausdruck des sykotischen Wachstums der Tuberkel ihn über Monate, vielleicht sogar Jahre, ans Bett fesseln wird. An einem einzigen Punkt bleiben zu müssen und sich so wenig wie möglich zu bewegen, ist die wahre Hölle (Sykose) für Tuberculinum. Er hat keinerlei Möglichkeiten, seine Situation zu verändern, außer Ruhe zu bewahren und sie zu erdulden (vgl. Kapitel zur Sykose).

- Tatendrang
- Furcht; Schwindsucht, vor
- Furcht; medizinischer Untersuchung, vor
- Hoffnungslosigkeit

Im folgenden Tuberculinum-Fall wird das Element der Rastlosigkeit im Verhalten des Babys sichtbar, aber auch anhand der Reaktion der Mutter, als sie zur Ruhe gezwungen wird.

Fall 21

Ein vier Jahre alter Junge leidet unter immer wiederkehrendem Schnupfen. Er ist ein trotziges, aktives und ruheloses Kind, das eine Menge Phantasie und Wagemut hat. Seine Entwicklung verlief schnell und er liebt es, die Menschen seiner Umgebung herauszufordern. Seine Vorliebe für Salami sicherte den Fall ab.

Während der Schwangerschaft war das Kind sehr unruhig gewesen, wohingegen die Mutter aufgrund vorzeitiger Wehen gezwungen war, sich sehr ruhig zu verhalten.

Die Tuberkulose führt im Endeffekt durch die Auszehrung des Körpers zum Tode. Daher stammt die Einschätzung des Mittels als hauptsächlich dem sykotischen (Tuberkel) und syphilitischen Miasma (Auszehrung) zugehörig. Ausgehend von der zentralen Idee der Arznei halte ich jedoch die psorische Verwurzelung von Tuberculinum für sehr wahrscheinlich. Wenn wir uns später mit dem syphilitischen Miasma beschäftigen, wird deutlich werden, dass diese Stufe von Tuberculinum gar nicht richtig erreicht wird. Er entkommt seiner starren Fixierung nicht etwa mit der Hoffung, dass es noch etwas gäbe, für das es sich zu kämpfen lohnt. Die Auszehrung kennzeichnet eher die Endphase der Sykose. Diese ist vergleichbar einem Gefangenen, der in seinem Verlies schmachtet, nicht mit Nahrung versorgt wird und so zwangsläufig auszehren wird. Es ist eine hoffnungslose Situation, in der dem Individuum keinerlei Möglichkeiten mehr geblieben sind, an seiner Situation etwas zu ändern. Meinem Verständnis nach ist die Möglichkeit, auf die eigene Situation noch gestaltenden Einfluss ausüben zu können, ein syphilitisches Merkmal (vgl. dazu auch Kap. 6.6), wohingegen ich eine Fixierung, die mit Hoffnungslosigkeit einhergeht, als sykotisch betrachte.

Andere Arzneimittel, die zum Übergang von der Psora zur Sykose passen, sind Mittel wie Phosphorus und Calcarea phosphorica.

Fall 22

Ein zwei Jahre altes Kind, das an einer Milchallergie mit Diarrhoe, abdominalen Schmerzen und Ekzemen litt, kam in meine Praxis. Ich konnte für keines der Mittel, die in den Rubriken *Rektum; Durchfall, Milch agg.* oder *Abdomen; Schmerzen, Milch agg.* aufgeführt sind, eine Bestätigung finden. Über die Geburt berichtet die Mutter, dass für sie das Schlimmste darin bestanden hätte, dass sie sich hinlegen und auf die Wehen warten musste, obwohl sie am liebsten immer in Bewegung geblieben wäre. Dies ließ mich an die Phase des Übergangs von der Psora zur Sykose denken und brachte mich dazu, ein tuberkulinisches Arzneimittel zu erwägen. Da das Kind sich sehr offen und kommunikativ präsentierte, entschied ich mich für Phosphorus, welches gut wirkte. Das Mittel findet sich in der eher allgemeinen Rubrik *Allgemeines; Speisen und Getränke; Milch, agg.*

6.3.2 Calcarea phosphorica

- Wahnidee, von Zuhause fort; gelangen, muss dorthin
- Zuhause, will nach Hause gehen; beim Ausgehen
- Ruhelosigkeit, treibt ihn von einem Ort zum andern
- Heimweh, Nostalgie

Für Calcarea phosphorica ist die Diskrepanz zwischen der Erinnerung an das Paradies und der Realität des Lebens außerhalb dieses Paradieses unerträglich. Sie wissen, dass das Leben besser sein kann. Sie wissen aber auch, dass dieser bessere Ort nicht dort ist, wo sie sich gerade befinden. Sie suchen ihr Zuhause, können es jedoch nirgends finden.

- Verlangen, gestillt zu werden, ständig
- Allgemeines; Speisen und Getränke; Milch, Muttermilch, Kind verweigert Muttermilch

Nichts ist für einen Menschen auch nur im entferntesten vergleichbar mit der Erfahrung, im Mutterleib zu sein. Am nächsten kommt diesem Gefühl allenfalls das Erleben der mütterlichen Brust. Calcarea-phosphorica-Kinder verlangen von daher permanent nach der Brust. Da aber ihr eigentliches Verlangen damit letztlich doch nicht befriedigt wird, kann es vorkommen, dass sie die Brust als Ersatz für den Bauch sogar zurückweisen. Sie zeigen deutlich, dass nichts sie zufrieden stellen kann.

- Gesten, macht; greift nach etwas oder streckt die Hände nach etwas aus, beim Weinen
- Unzufrieden
- Stöhnen
- Mürrisch, verdrießlich

Fall 23

Ein sieben Jahre altes Mädchen leidet seit dem ersten Tag ihres Lebens unter Bauchkrämpfen. In der Nacht nach ihrer Geburt erhielt sie etwas Flaschenmilch, woraufhin sie stundenlang schrie. Aus diesem Grunde wurde sie dann ausschließlich gestillt, wobei jeder Stillvorgang immer so lange dauerte, dass eine Mahlzeit praktisch in die nächste überzugehen schien (das gleiche Muster, das bereits bei der Geburt zu beobachten war). Sie wollte die ganze Zeit nur an der Brust sein.

Sie vermittelt ein Bild tiefer Unzufriedenheit und tendiert dazu, grundlosen Wirbel zu veranstalten. Eigentlich ist sie mit nichts zufrieden zu stellen. Dieser Wesenszug alleine ist schon Grund genug, an Calcarea phosphorica zu denken.

Die Umstände, unter denen ihre Geburt begonnen hatte, sind einer näheren Betrachtung wert. Es begann damit, dass die Wehenschmerzen ganz plötzlich eingesetzt hatten, nachdem die Mutter in ihrem Abdomen ein Schnappen gespürt hatte. Die Fruchtblase platzte und die Wehen wurden sogleich nicht nur sehr stark, sondern folgten auch pausenlos aufeinander. Die Mutter geriet in Panik, weil sie nicht wusste, wie sie diesen Zustand über die nächsten Stunden hinweg aushalten sollte. In der Endphase der Geburt, als sie das Kind aktiv nach draußen pressen konnte, fühlte sie sich dann wieder gut.

- Angst; Schmerzen durch, im Abdomen

Dieses Kind hat das Gefühl, es sei ganz plötzlich aus dem Paradies geworfen worden, ohne jegliche Vorwarnung und Chance, sich langsam auf seine neue Situation einzustellen – gerade so, als habe sich das Paradies (vor-miasmatisches Stadium) plötzlich in die Hölle (Sykose) verwandelt, ohne dabei die Psora zu durchlaufen. Von daher können wir verstehen, warum sie in dem Gefühl von Verlust und Nostalgie gefangen ist. Daraus erklärt sich auch ihre Unzufriedenheit mit der dramatischen und plötzlichen Veränderung ihrer Situation.

- Abneigung gegen Einmischung

6.4 Sykotisches Miasma – „Kein Ausweg“ oder „Ewige Hölle“

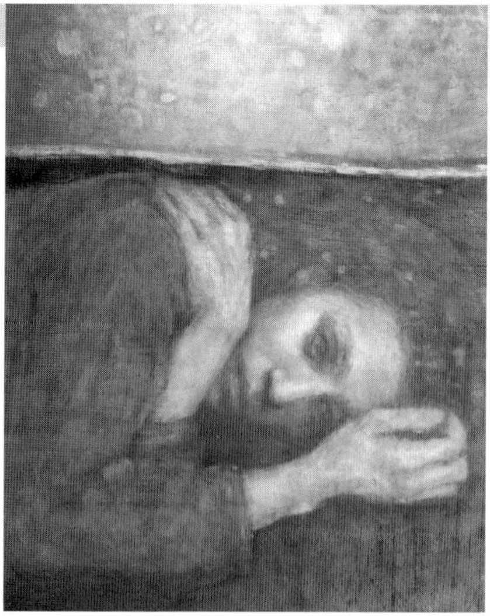

BPM II Phase 2: „Antagonismus mit der Mutter“ (Kontraktionen in einem geschlossenen uterinen System)

Konzepte der Sykose

- Die Unterwelt
- Leiden ohne Aussicht auf Besserung
- Sinnlos, zu versuchen, zu kämpfen
- Unfähigkeit, eine Veränderung herbeizuführen
- Machtloses Opfer
- Fixierung, keine Fluchtmöglichkeit
- Unterdrückte Depression
- Abneigung und Hass
- Schwaches Selbstwertgefühl
- Der Schatten
- Spaltung

Grof: „... **überwältigendes physisches und psychisches Leid; unerträgliche und unabwendbare Situation, die nie enden wird; Gefühle, in der Falle zu sitzen und eingesperrt zu sein; kein Ausweg; lähmende Schuld und Minderwertigkeitsgefühle ... Schrecken des Krieges und der Konzentrationslager; der Terror der Inquisition; gefährliche Epidemien; Krankheiten; Altersschwäche und Tod ... Bedeutungslosigkeit und Absurdität der menschlichen Existenz ...**"

Grof ordnet diesen Bildern folgende psycho-pathologischen Syndrome zu: „**Schizophrene Psychosen (Elemente höllischer Qualen; Erfahrung einer bedeutungslosen, nach dem Zufallsprinzip funktionierenden Welt); schwere, unterdrückte, endogene Depressionen; irrationale Empfindung von Minderwertigkeit und Schuld; Hypochondrie, die sich auf schmerzhafte körperliche Empfindungen stützt; Alkoholismus und Drogenabhängigkeit.**"

Der einst so sichere Mutterleib verwandelt sich mit zunehmender Intensität der Wehen zu einem höchst gefährlichen Ort. Mutter und Kind werden in diesem Stadium füreinander zur Ursache von Schmerz und Leid. Von allen Seiten her wird das Kind vom Bauch erdrückt. An einem bestimmten Punkt in diesem Prozess lässt das Individuum jegliche Hoffnung fahren, das Paradies wieder zu erlangen. Es bleibt ihm nur übrig, diese scheinbar endlosen Kontraktionen zu erleben und zu durchleiden. Solange der Geburtskanal sich nicht öffnet, ist kein Ausweg erkennbar. In einer Lebenssituation zu stecken, die keine Perspektive der Besserung in sich trägt, treibt Menschen in die Depression. Sie sehen keinen Zweck darin, nach Auswegen zu suchen oder zu kämpfen. Man ist fixiert, ein Ausweg ist nicht erkennbar, sondern nur die ewige Hölle.

Hier erleben wir das Gegenstück zur Erfahrung des Paradieses: vom ewigen Paradies zur ewigen Hölle. Es gibt weder ein Konzept von Zeit, noch die Hoffnung auf ein Morgen oder Veränderung.

Menschen, die in ihrer Entwicklung in diesem Abschnitt menschlichen Strebens hängen bleiben, leiden typischerweise an fixen Ideen, fixen Ängsten sowie abgrenzbaren körperlichen Beschwerden. Das homöopathische Äquivalent zur Fixierung ist die Sykose. Aus der unveränderlichen Sicht auf sich selbst und seine Lebensumstände heraus entsteht eine Unfähigkeit zur Veränderung der eigenen Lebenssituation.

Die Sykose kommt in all jenen Fällen in Betracht, in denen die nachhaltigste Erfahrung der Geburt in die Zeit der Dilatation des Muttermundes fiel: scheinbar endlose Kontraktionen, die entweder zu nichts zu führen schienen oder die zu schmerzvoll waren, um sie aushalten zu können. Hier taucht zum Beispiel der Gedanke auf: „Dieses Kind wird nie herauskommen“, ein Ausspruch, den ich von vielen Frauen bei der Schilderung ihrer Erfahrung gehört habe. Da die sykotische Person sich selbst als Opfer der Umstände sieht, überrascht es nicht, in den sykotischen Arzneimitteln starke Gefühle der Aversion und des Hasses zu entdecken. Der sykotische Patient lebt diese Emotionen für gewöhnlich jedoch aus mehreren Gründen nicht aus: erstens, weil er spürt, dass nichts von dem, was er unternehmen könnte, seine Situation positiv verändern wird, und zweitens, weil sein Selbstbild unbewusst so tiefgreifend vom Schatten beeinflusst ist (siehe dazu Kap. 7.2.1), dass er das Gefühl hat, sein Leiden sei gerechtfertigt. „Es ist normal, wenn das Leben für einen schlechten Menschen auch nur das Schlechte bereithält“, ist seine – oft unbewusste – Grundeinstellung.

Stanislav Grof weist in seiner Analyse darauf hin, dass sich das Individuum in dieser spezifischen Phase seiner Geburtserfahrung nur mit einem einzigen Teilnehmer des gerade laufenden Spieles zu identifizieren vermag. So kann sich eine Person zum Beispiel in dem vorhin schon angesprochenen Bild der Folter entweder mit dem Opfer, mit dem Folterer oder einem Beobachter der Szene identifizieren. Diese Aufspaltung taucht in der darauffolgenden, syphilitisch geprägten Phase nicht mehr auf. Hier aber können wir das Element der Spaltung noch sehen, mit dem ich mich später noch eingehender befassen werde. Der Mensch ist nicht dazu in der Lage, die beiden Seiten in sich zu vereinen.

Ein starkes und gesundes Ego (ein Widerspruch in sich selbst?) kann in seiner Funktion für ein Individuum mit einem Feld der Schwerkraft oder einem dichten Kern verglichen werden. Dieser vermittelt auf der psychologischen Ebene jene Form von Sicherheit, wie sie die Schwerkraft auf physischer Ebene für die Erde bedeutet. (Damit ist auch schon einer der Gründe gefunden, warum es in einem späteren Entwicklungsstadium nicht so leicht fällt, dieses Zentrum wieder aufzugeben.) Durch sie haben wir keine Angst, dass der Wind unseren Körper von der Erde wehen könnte. Die Schwerkraft ist etwas, was immer da ist und an dem wir niemals zweifeln müssen. Das Ego erfüllt die gleiche Funktion innerhalb der Gesamtpersönlichkeit. Es vermittelt Festigkeit und das Gefühl eines Zentrums. Selbstbild und Verhalten eines sykotischen Menschen sind so stark durch die Umgebung beeinflusst, dass sie keine Vorstellung davon haben, wer sie eigentlich sind, was sie wollen oder wo ihre Ziele liegen. Das macht sie zum leichten Opfer für jeden, der einen Vorteil daraus ziehen möchte, beispielsweise für den Teufel in Mancinella oder einen zum Missbrauch neigenden Staphisagria-Partner.

Spaltung

Der einzige Weg, dem tiefen Leid dieses Stadiums zu entrinnen, besteht in einer inneren Spaltung. Ich habe in meiner Praxis zahlreiche Patienten gesehen, die unglaublich tiefes Leid erlebt haben und die diese Situation nur überleben konnten, indem sie sich auflösten, sich von ihrem Körper abtrennten. So berichten zum Beispiel Opfer sexuellen Missbrauchs, dass sie ihren Körper während des Übergriffes verlassen haben. Aus meiner Sicht ist das ein Charakteristikum für eine sykotische Situation und Menschen, die von solchen Erlebnissen berichten, benötigen demzufolge ein sykotisches Arzneimittel. Kenneth Ring ist in der Analyse seiner Untersuchungen zu Nah-Tod-Erfahrungen zu dem Schluss gekommen, dass innerhalb der gesamten Gruppe von Menschen, die durch diese Erfahrungen gegangen sind, eine Mehrheit in ihrem Leben Unterdrückung und Missbrauch ausgesetzt waren. Wenn diese Menschen im späteren Leben erneut in gefährliche Situationen geraten, scheinen sie ihren Körper früher als andere Menschen zu verlassen.

Die Trennung manifestiert sich auch in der klaren Unterscheidung zwischen Gut und Böse. Im sykotischen Zustand ist das Individuum nicht fähig, die dualen Aspekte des Lebens miteinander in Verbindung zu bringen. Diese Spaltung lässt sich in vielen verschiedenen sykotischen Arzneimitteln nachweisen, wobei sie jedoch in jedem Mittel in anderer Form auftaucht:

Die Spaltung in Thuja

Der Geist ist gut, aber der Körper/die Persönlichkeit ist schlecht

- Wahnidee; getrennt, Geist und Körper
- Religiöser Fanatismus versus Wahnidee, Tier im Abdomen

Die Spaltung in Medorrhinum

Extreme Schwankungen zwischen gutem und schlechtem Verhalten

- Extreme
- Liebe versus Grausamkeit
- Sensibel versus gefühllos

Die Spaltung in Anacardium

Zwischen einander widersprechenden Impulsen hin- und hergerissen sein

- Wahnidee; getrennt, er sei von der Welt
- Der Teufel auf der einen, ein Engel auf der anderen Schulter
- Böswilligkeit versus Mildtätigkeit
- Zärtlich zu Ehemann und Kind, stößt sie dann weg
- Willen, widersprüchlich

Die Spaltung in Lac caninum

Ich bin nichts wert, andere sind wichtig

- Wahnidee; meint wahnsinnig zu werden, es sei denn, sie verlässt ihren Körper
- Wahnidee; Luft zu schweben, in der, wie ein Gespenst

Die Spaltung in Mancinella

Der Teufel/das Dunkle überwältigt die Seele/das Licht

- Furcht; Teufel geholt zu werden, vom

Die Spaltung in Nitricum

Ich bin im Recht (das Opfer) und die anderen sind im Unrecht (die Täter)

- Wahnidee; getrennt, Geist und Körper
- Entfremdet; Familie, von ihrer

Die Spaltung in Natrium sulfuricum

Abspaltung durch Mittel wie Selbstmord oder Unfall

- Suizidalität, Erschießen, durch
- Beschwerden durch Kopfverletzungen

Kopfsymptome

Im Stadium der durch die wiederholten und anschwellenden Wehen induzierten Eröffnung des Geburtskanals ist der Kopf dem Hauptstress ausgesetzt.

Kopfsymptome von Natrium sulfuricum

Natrium sulfuricum wird aufgrund seiner Lebenssituation suizidal, empfindet jedoch sowohl Schuld als auch Verantwortungsgefühl und hält diese Impulse zurück. In dieser Phase der Geburt wirken die Kontraktionen des Uterus mit vernichtender Kraft zwar von allen Seiten auf das Kind ein, die Hauptbelastung hat jedoch der Kopf zu tragen. Im Bild von Natrium sulfuricum finden sich Depressionen und suizidale Impulse als Folge von Kopfverletzungen. Der Kopf, und hier insbesondere die Fontanellen, ist der Teil des Körpers, der am stärksten unter dem enormen Druck des sich kontrahierenden Uterus leidet. Solange der Kopf nicht in den Geburtskanal eintritt, hat es fast den Anschein, als setze der Bauch der Mutter alles daran, das Individuum durch die Fontanelle des eigenen Körpers hinauszupressen. Interessanterweise haben wir in diesem Kapitel bereits vier Mittel erwähnt, denen allesamt die Tendenz gemein ist, ihren Körper zu verlassen. Thuja und Anacardium verfügen über die Fähigkeit, sich von ihrem Körper zu trennen und Lac caninum hat das Gefühl, in der Luft zu schweben. Natrium sulfuricum schließlich verspürt das Bedürfnis, sich gewaltsam seines Körpers zu entledigen – sich zu erschießen, zu erhängen oder einem Unfall zum Opfer zu fallen (Zufällig? – Im allgemeinen sind es keine bewusst herbeigeführten Ereignisse, aber ein Unfall mit Beteiligung des Kopfes ist ein Ereignis, das Natrium sulfuricum vergleichbar häufiger als anderen Mitteln zustößt; bei der intensiveren Beschäftigung mit solchen Fällen wird dann oft deutlich, dass das gleiche Mittel bereits vor dem Unfallgeschehen indiziert gewesen wäre).

Der Weg, den Körper zu verlassen, führt also bei den sykotischen Mitteln durch die Fontanelle.

Auch in einer Auswahl anderer sykotischer Arzneimittel finden sich interessante Informationen in Bezug auf die Kopfsymptome.

Kopfsymptome bei Medorrhinum

„Gefühl von Hitze und Last auf dem Kopf ... unter dem Schädeldach kreisende Kopfschmerzen, ... Spannungskopfschmerzen, die sich plötzlich bessern und denen ein Sprudeln folgt, das, nachdem es einmal den Schädel umrundet hat, wiederum von Spannungskopfschmerzen abgelöst wird."

Beim Lesen dieser Symptome drängte sich mir eine starke Analogie zu der Art von Druck auf, dem der Kopf während der Dilatationsphase der Geburt durch die Wehen ausgesetzt ist: ein kreisförmig wandernder Schmerz im Bereich des Schädeldaches, der plötzlich nachlässt. Das Gefühl des Sprudelns taucht in der Entspannungsphase zwischen den Wehen im Bereich der Zirkumferenz auf (vergleichbar mit dem Phänomen, das ein Taucher erlebt, der zu schnell auftaucht, wodurch sich in seinen Blutgefäßen Gasbläschen bilden), abgelöst wiederum durch Spannungskopfschmerzen, denen dann erneut das Sprudeln folgt.

Kopfsymptome bei Cimicifuga

Ich werde später noch einmal auf Cimicifuga zurückkommen und meine Überzeugung begründen, dass dieses Mittel in der Hauptsache sykotisch ist. Die bekannten Kopfschmerzen von Cimicifuga werden als *Gefühle wie von einem Öffnen und Schließen* geschildert (vergleichbar den Schädelknochen, welche die Fontanelle im Gleichklang mit den Kontraktionen schließen). Cimicifuga ist darüber hinaus noch bekannt für die *Empfindung, als ob der Scheitel wegfliegen würde.*

Kopfsymptome bei Cannabis indica

Das Hauptmittel des Repertoriums für das oben beschriebene Gefühl des Öffnens und Schließens im Kopf ist Cannabis indica. Dieses Mittel haben wir bereits in der Betrachtung der vor-miasmatischen Phase diskutiert, da es das Gefühl der kosmischen Einheit, die diesem Stadium zu eigen ist, sehr gut beschreibt. Wie ich dort bereits erwähnte, ist die Neigung, den eigenen Körper zu verlassen, vor allem auf eine sykotische Lebenssituation zurückzuführen. In Kents Repertorium wird Cannabis indica als sykotisches Arzneimittel klassifiziert und ist dort zusammen mit Cannabis sativa in der Rubrik *Empfindung, als würde der Kopf sich öffnen und schließen* aufgeführt.

Sykose

Basis der Perinatalen Matrix	BPM II b
Dynamik zwischen Mutter und Kind	Antagonismus
Stadium innerhalb des Geburtsprozesses	Kontraktionen innerhalb des geschlossenen Uterus
Mythische Situation	Leiden in der Hölle, Unterwelt, Hades, Teufel
Pathologische Empfindungen	Selbstverdammung, böse, schlecht, Spaltung
Erwartungen	Hoffnungslos

6.4.1 Sykotische Arzneimittel

Wenn wir uns intensiver mit den großen sykotischen Mitteln beschäftigen, können wir eine ganze Reihe von Symptomen identifizieren, die meine These untermauern, dass das sykotische Miasma zu derjenigen Geburtsphase passt, die mit „ewiger Hölle" oder „auswegloser Situation" beschrieben wird.

6.4.2 Thuja – Innerlich schlecht

- Abneigung gegenüber der Mutter
- Wahnidee; Tieren von, Abdomen, im
- Wahnidee; schwanger, sei
- Wahnidee; Körper, zart, empfindlich
- Wahnidee; Körper, zerbrechlich
- Wahnidee; Glas, sie bestehe aus
- Wahnidee; existieren können, nicht mehr länger
- Geringschätzig; sich selbst, über
- Wahnidee; falsch, gemacht zu haben, meint etwas

- Wahnidee; wertlos, sei
- Verwirrung, geistige; Identität, bezüglich der eigenen
- Wahnidee; getrennt, Geist und Körper

Thuja: Hier vereinigen sich in dem Symptom der *Wahnidee, ein Tier befinde sich im Abdomen* auf eindrucksvolle Weise das Gefühl, „so schlecht zu sein, dass er in der Hölle leben muss“ mit der aktuellen Situation, in der Folterkammer des Mutterleibes gefangen zu sein. Für Thuja gibt es keinen Freiraum. Alles, was ihm bleibt, ist die Anpassung an die äußeren Bedingungen. Dieses Bild eines in sich geschlossenen Systems (der Uterus), das droht, einen zu zermalmen und keine andere Möglichkeit zum Überleben lässt, als sich der Situation zu ergeben und es geschehen zu lassen, ist ein markanter Wesenszug von Thuja und des sykotischen Miasmas im Allgemeinen.

Die Umgebung engt ihn derartig ein, dass er fürchtet, daran zu zerbrechen. Jeder Widerstand wird das Leiden und damit auch das Risiko vergrößern, vollständig zerstört zu werden. Die Idee des aus Glas bestehenden Körpers symbolisiert nicht nur die Vorstellung, zu zerbrechen, sondern leitet auch zu dem Gedanken hin, dass aufgrund seiner Transparenz alle durch ihn hindurchsehen und das hässliche Tier in ihm erkennen könnten. Da die Augen als Fenster zur Seele angesehen werden, mag Thuja es nicht, dass andere ihm in die Augen blicken, weil sie ja dann sehen könnten, wie schlecht er in seinem Inneren ist.

Fixe Ideen: Hier ist eine Trennung zwischen der Erinnerung an das Paradies und die Leiden der Hölle zu beobachten, eine Trennung zwischen der Reinheit des Geistes und der Hässlichkeit des Ichs. Zu dem Leben in ewiger Hölle verurteilt worden zu sein, macht es Thuja unmöglich, sich selbst positiv wahrzunehmen. Man muss ein wahrhaft schlechter Mensch sein, um zu einer solch harten Strafe verurteilt zu werden.

Dem Gedanken, dass Thuja-Menschen auch körperlich hässlich seien, möchte ich entschieden widersprechen. Sie selbst haben nur die Wahnvorstellung, dass dem so sei und verhalten sich von daher betrügerisch in dem Sinne, dass sie zu vermeiden suchen, dass andere ihr wahres Ich so erkennen könnten, wie sie selbst es empfinden. Wie auch bei jedem anderen Mittel sollten wir von einer Wertung bei der Kategorisierung von Menschen in Arzneimitteltypen absehen. Meiner Erfahrung nach wird durch sorgfältiges Aufnehmen der vollständigen Geschichte eines Patienten in der Konsultation ein Urteil automatisch durch Verständnis und Mitgefühl ersetzt. Es gibt eben keine „guten" oder „schlechten" Arzneimittel, ebenso wenig, wie es „gute" oder „schlechte" Menschen gibt!

Wenn es eine Phase der Geburtserfahrung gibt, in der das Individuum alles Recht dieser Welt hat, seine Mutter zu hassen, dann ist es in dieser Phase der ewigen Hölle. Es ist bezeichnend, dass Thuja als das Hauptmittel dieser sykotischen Phase als einziges Mittel in der Rubrik *Abneigung gegen die Mutter* aufgeführt ist. Dies gilt allerdings auch im umgekehrten Sinne. Wenn es ein Stadium der Geburt gibt, in dem die Mutter das Kind, das ihr solche Schmerzen bereitet, verfluchen könnte, dann ist es in dieser Phase. Wenn wir die *Wahnidee, schwanger zu sein* mit der Vorstellung eines Tieres im Abdomen verknüpfen, sehen wir, dass die Mutter ihr Kind als ein Tier empfindet, was symbolisch für die animalistische und dunkle Seite des Lebens steht. In diesem Abschnitt der Geburt können Frauen auch den Eindruck haben, dass diese Erfahrung niemals enden wird (ewiges Leiden).

Fall 24

Ein drei Jahre alter Junge kommt aufgrund einer Diarrhoe zu mir. Wenn er Stuhl abgesetzt hat, sagt er zu seinem Vater: „Schau es nicht an, Papa." Sein Vater ist der Meinung, dass sein Sohn im psychologischen Sinne Schwierigkeiten hat, die Dinge des Lebens zu verdauen. Er ist schnell aus dem inneren Gleichgewicht zu bringen und vermeidet es, anderen Menschen direkt ins Gesicht zu schauen. Wenn sein Vater ihn von der Schule abholt, sieht der Junge wie weggetreten aus, als ob er seinen Vater gar nicht sehen würde. Er ist stark abhängig von seiner Umgebung, reagiert deutlich auf Einflüsse aus der Umwelt und folgt in dem, was er macht, dem Beispiel anderer. Das geht so weit, dass er sogar die Stimme des Kindes nachahmt, mit dem er gerade spielt. Diese gute Beobachtung des Vaters wies auf Thuja hin, was dann auch sehr gut wirkte.

Unter der Geburt war die Dilatation der Zervix zum Stillstand gekommen (endlos andauernde sykotische Situation), so dass schließlich ein Not-Kaiserschnitt durchgeführt werden musste.

Bäume und Sykose

Die Anzahl der gut geprüften Baum-Mittel in der Homöopathie ist recht gering. Als ich mich eingehender mit ihnen beschäftigte, fiel mir auf, dass die uns vertrauten Mittel dieser Gruppe – wie Anacardium, Thuja und

Sabina – vornehmlich der Sykose zugehören. Dies verwundert vielleicht nicht so sehr, wenn man sich vor Augen führt, dass das Element des Wachstums sowohl typisch für das sykotische Miasma als auch für das Pflanzenreich im Allgemeinen und die Bäume im Besonderen ist. Mit dem Phänomen der Spaltung, die sich im psychischen Gefüge eines sykotischen Individuums beobachten lässt, haben wir uns bereits beschäftigt. Sie erscheint wieder in Form von Gegensätzen wie Gut und Böse, Licht und Dunkelheit, Himmel und Hölle, Engel und Teufel, Liebe und Grausamkeit, die alle beispielhaft für dieses Element des Miasmas stehen. Es hat für mich den Anschein, als wenn die Dichotomie und Dualität des Lebens in ihrer extremsten Form ihren Ausdruck in der Sykose und den sykotischen Arzneimitteln findet. Der Blick auf die Bäume und ihre Symbolismen verleitet zu dem Gedanken, dass hier Entwicklungen in zwei gegenläufige Richtungen stattfinden, als ob sie in zwei Welten lebten. Eine dieser Welten – das Unbewusste – entzieht sich unserer Wahrnehmung, unserem Bewusstsein. Die Wurzeln dringen in die Erde ein, in die Materie, in die Dunkelheit und das Reich des Hades. Die Äste strecken sich gen Himmel, dem Licht und dem Spirituellen entgegen. Beide Seiten sind essenziell für die Entwicklung eines gesunden Baumes. In seinem Stamm, der beide Welten miteinander verbindet, verlaufen Saftadern in beiden Richtungen: Die Erde nährt den Himmel, der Himmel nährt die Erde. Ein Baum, der sich zum Himmel streckt, ohne ausreichend in der Erde verankert zu sein, wird vom ersten starken Windstoß hinweggefegt werden. Im umgekehrten Falle wird ein Baum, der sich nicht in Richtung des Lichts entwickelt, keine Früchte tragen und seine Wurzeln werden schließlich absterben.

Sowohl bei Thuja als auch bei Sabina sind Träume vom Fallen häufig vertreten. Sie versuchen, sich von dieser Erde zu lösen, die Konfrontation mit dem Schatten zu umgehen und zum Licht zu streben. Da sie aber nicht über stabilisierende Wurzeln verfügen, enden solche Versuche in einem harten Aufprall auf die Erde.

Ein Schlüsselsymptom von Anacardium ist das *Gefühl eines Pfropfes*. Der Fluss ist in jeder Richtung unterbrochen, weil die Verbindung zwischen Wurzelsystem und Astwerk nicht funktioniert, was zur Folge hat, dass natürlich auch keine harmonische Interaktion zu Stande kommt. Anacardium fühlt sich hin- und hergerissen zwischen diesen beiden Extremen seiner Natur und schafft es nicht, beide miteinander zu verbinden.

6.4.3 Sabina – Aussteigen

Sabina hat zahlreiche Symptome mit Thuja gemein, so zum Beispiel Träume vom Fallen, Gonorrhoe, Kondylome, das Gefühl, etwas Lebendiges in seinem Abdomen zu haben und die Empfänglichkeit für Musik.

Sabina kennen wir auch als ein Mittel, das in Fällen drohender Fehlgeburt angezeigt ist. Das Kind ist nicht ausreichend im mütterlichen Bauch verwurzelt (der Erde), was im Endeffekt den Verlust des Lebens bedeutet (fallen). Die Römer raubten die Jungfrauen der Sabiner, um sie zu schwängern und so von ihnen Söhne zu bekommen. Sabina jedoch treibt diese von ihr ungewollten Kinder ab.

Fehlgeburt

- Angst; Abort, nach
- Angst; Metrorrhagie, bei
- Furcht; Abort, bei drohendem
- Hysterie; Abort, bei drohendem

Fallen

- Träume; Fallen; Männer werden getötet, indem sie aus der Höhe herabstürzen
- Wahnidee; Fallen, er sei im Begriff zu
- Furcht; Fallen, zu ; morgens, durch Schwindel

Sexualität

- Lüstern, lasziv
- Träume, erotisch
- Nymphomanie; Metrorrhagie, bei
- Schamlosigkeit

Musik

- „Musik geht durch Mark und Bein, verursacht Weinen und Nervosität"
- Musik; Weinen, durch
- Furcht; Musik, durch

- Musik; Abneigung gegen
- Ruhelosigkeit; Musik, durch
- Traurigkeit; Musik, durch
- Empfindlich; Geräusch, gegen das geringste

6.4.4 Anacardium – Engel und Teufel

- Abneigung gegen Gesellschaft
- Hass
- Gefühl von Isolation
- Wahnidee; er sei von der Welt getrennt
- Wahnidee; er sei ein Teufel
- Schadenfreude
- Mangel an Moralität
- Gottlos, Mangel an religiösem Empfinden
- Mangel an Selbstvertrauen, Widerspruch, bei
- Wahnidee; der Teufel spräche in ein Ohr, ein Engel in das andere, und veranlassten ihn, einen Mord zu begehen
- Antagonismus mit sich selbst
- Widersprüchlich

Anacardium: Auch Anacardium zeigt die Trennung von Körper und Geist und die Unterscheidung zwischen Gut und Böse. Wie wir aus der Praxis wissen, ist eine Geschichte tiefen Leidens des Patienten ein typisches Merkmal dieses Mittels. Er fühlt sich in der Regel verachtet, getrennt von der Welt und hält sich selbst für einen Teufel. Dies zeigt sich in der *Wahnidee, er sei tot und fühle sich verpflichtet, seine Sünden am Tor zur Hölle zu beichten.*

Bekannt ist aus der Literatur aber auch die Identifikation mit der Rolle des Täters. So ist die Rolle des KZ-Wächters des öfteren als eine Tätigkeit beschrieben worden, die Anacardium die Möglichkeit eröffnet, die dunkle Seite seiner Existenz auszuleben. Innerhalb bestimmter Zeitabschnitte der Geschichte der Menschheit, zum Beispiel im Deutschland der Nazi-Zeit, kam es zu einem starken Sich-Ausleben des kollektiven Schattens – kollektiv im Sinne von „von dir und von mir“. Damit möchte ich zum Ausdruck bringen, dass wir die Welt während einer solchen Episode nicht einfach in gute und böse Menschen aufteilen können. Ob man sich in der Opfer- oder Täterrolle befindet, Gefangener oder Wärter ist, ob man Besetzer oder Befreier ist, all das ist von viel mehr Faktoren abhängig als nur von den Charakterzügen. Die Entscheidung, ob wir im Strom des Kollektiven mitschwimmen oder nicht, wird mit davon bestimmt, ob und bis zu welchem Punkt wir schon dem eigenen Schatten begegnet und wie wir mit ihm umgegangen sind.

6.4.5 Lac caninum – Geschlagener Hund

- Hass
- Abscheu vor dem Leben
- Wahnidee; Wolke, umhülle sie, eine schwere, schwarze
- Ungeziefer, kriechendes Getier, Spinnen, Mäuse, Ratten, Schlangen
- Wahnidee; Fallen, er sei im Begriff zu; Stücke, in
- Wahnidee; grauenhaft, alles sei
- Wahnidee; verschmäht, hält sich für
- Wahnidee; schmutzig, er oder sie sei
- Wahnidee; blicke auf sie herab, man
- Geringschätzig, sich selbst, über
- Wahnidee; Lüge, alles, was sie sagt, sei eine

Lac caninum: Lac caninum fühlt sich verschmäht. Er denkt, man blicke auf ihn herab und hält sich für bedeutungslos. Er empfindet sogar seinen eigenen Körper als abstoßend. Lac caninum interpretiert seine Lebenserfahrungen als Urteil über sich selbst: er ist der Niedrigste, der am wenigsten Wichtige und sollte eigentlich nicht existieren.

Lac caninum berichtet von Träumen, Ängsten und Wahnideen in Bezug auf alle möglichen Tiere, die mit der Dunkelheit in Verbindung gebracht werden und die an dunklen und abstoßenden Plätzen leben.

Differentialdiagnose der Schmutzigkeit

Der Gedanke, sich schmutzig zu fühlen, ist ein sykotisches Symptom. Selbstverständlich tragen auch psorische Mittel wie Sulfur und Psorinum dieses Element des Schmutzes in sich, jedoch identifizieren sie sich nicht damit. Sie sind zwar schmutzig, aber nur äußerlich. Die sykotischen Arzneimittel fühlen sich äußerlich und innerlich beschmutzt, das Gefühl des Schmutzes durchzieht ihre gesamte Existenz. Die Rubrik *Wäscht sich dauernd die Hände* enthält psorische, sykotische und syphilitische Arzneimittel.

Die psorischen Mittel folgen diesem Reinigungsdrang aus einem äußeren Grund. Sie sind die Bettler, bedeckt mit dem Dreck und Staub der Straße. Ich persönlich habe noch keinen einzigen psorischen Fall erlebt, bei dem dieses Symptom den Rang eines zwanghaften, tiefgreifend pathologischen Verhaltens erreicht hätte. Ausgehend von unserer vorherigen Betrachtung der Psora könnten wir erwarten, dass das Waschen mit dem Ziel erfolgt, einen besseren Eindruck von sich zu vermitteln. Bestenfalls geht es um Hygiene.

Sykotische Patienten waschen sich, weil sie denken, sie seien schmutzig. Sie wollen sich symbolisch reinigen und das Ritual des Waschens ist der Versuch, das Gefühl, abstoßend zu sein, etwas zu vermindern. Wenn solche Menschen anderen nicht die Hand geben wollen, so geschieht das nicht aus dem Grunde, dass sie denken, sie selbst würden sich beschmutzen. Vielmehr sind sie der Meinung, sie seien zu schmutzig, um von den anderen berührt zu werden.

In den syphilitischen Fällen ist das zugrundeliegende Motiv ein tiefer Schrecken, nämlich die Furcht vor einem äußeren Faktor, der ihr Leben bedrohen wird. Sie können sich buchstäblich die Haut bis auf die Knochen abschrubben. Dabei geht es ihnen darum, die Mikroben zu vernichten: entweder sie bringen mich um oder ich sie. Das Waschen ist hier also eine Frage von Leben und Tod.

6.4.6 Staphisagria – Kein Ausweg aus einer belastenden Beziehung

- Abneigung gegen das andere Geschlecht
- Hass gegen den, der ihn beleidigt hat
- Beschwerden; verletztes Ehrgefühl, durch
- Wahnidee; missbraucht oder beleidigt zu werden
- Unterdrückung natürlicher Neigungen und Bedürfnisse
- Reden, Abneigung zu, Schweigsamkeit, nach sexuellem Missbrauch
- Beschwerden durch Beleidigungen, zu würdevoll, um zu kämpfen
- Bemitleidet sich selbst

Staphisagria: Staphisagria gerät in Situationen, aus denen sie keinen emotionalen Ausweg mehr findet. Sie hat weder die Kraft, nach dem Ausweg zu suchen, noch ist sie sich dessen Existenz bewusst. So ist sie also gefangen und erduldet ihr Leiden. Darin ist sie zwar Thuja ähnlich, passt sich aber noch ausgeprägter als dieser den Lebensumständen oder ihrem Partner an.

- Ärger mit bleicher Gesichtsfarbe

Diese kleine und interessante Rubrik macht anschaulich, wie sehr der Ärger im Inneren zurückgehalten wird. Von Staphisagria-Fällen ist bekannt, dass sie sich nach der Einnahme des Mittels möglicherweise dazu entscheiden, ihren Partner zu verlassen und die Scheidung einzureichen. Nach dem Gespräch mit diesen Patienten fragen wir uns als Homöopathen des öfteren, wieso sie eigentlich nicht bereits vor Jahren zu diesem Entschluss gekommen sind. Der Schritt, die Beziehung zu beenden, markiert den Moment, in dem die sykotische Situation aufgelöst wird. Die Entscheidung ist gefallen und die Verantwortung wird schließlich übernommen. Wir wissen allerdings auch, dass diese sensiblen Menschen zu Mördern werden können, wenn sie den richtigen Zeitpunkt zur Kehrtwende in ihrem Leben verpassen. Auch das wäre ein Zeichen, dass sie schließlich doch noch das Steuer ihres Lebens in die eigenen Hände nehmen, wenn auch unter Inkaufnahme schwerwiegender Konsequenzen.

6.4.7 Nitri acidum – Absolutes Opfer

- Abneigung gegenüber bestimmten Personen
- Hass gegen denjenigen, der ihn beleidigt hat; unberührt von Entschuldigungen
- Außer sich sein, Schmerzen, durch leichte
- Verzweiflung, Rage, grenzt an; Flüchen und Verwünschungen, mit
- Trost, verweigert, für eigenes Missgeschick
- Bemitleidet sich selbst
- Furcht, aufwärts zu gehen
- Wahnidee; Trennung von Körper und Seele

Nitri acidum: Das sykotische, fixierte Element von Nitri acidum zeigt sich in seiner Unfähigkeit, zu vergeben. Noch nicht einmal in hundert Jahren kommt Vergebung für ihn in Frage. Diese Fixierung ist aber nicht allein darauf beschränkt, anderen die Verantwortung zuzuweisen, sondern impliziert auch die Festlegung auf die Opferrolle. Opfer sein heißt machtlos sein und machtlos zu sein bedeutet die Hölle für sie. Sie fühlen sich allem beraubt, was das Leben einst für sie lebenswert machte.

In einem karmischen Sinne steht Nitri acidum für den absoluten Endpunkt, den Boden dieses Loches namens Sykose. Das der Liebe entgegengesetzte Gefühl ist die Furcht. Mit dem Aufstieg aus dem Höllenschlund dürfen auch Gefühle von Liebe wieder zugelassen werden (*Furcht, aufwärts zu gehen*). „Liebe bedeutet, die Furcht hinter sich zu lassen" (Jerry Jampolski). Ohne den Prozess der Vergebung ist eine Heilung der beschädigten Beziehung zur Welt unmöglich. Ohne das Zulassen der Liebe – und damit auch der Akzeptanz der Möglichkeit, diese Liebe eines Tages wieder zu verlieren – gibt es keinen Weg aus der Sykose („Frieden ist die Frucht von Akzeptanz"). Die Projektion besteht darin, dass es immer die anderen sind, die die Schuld tragen und die Wahrheit besteht in der Furcht vor dem Verlust. Das Resultat ist eine Situation, in der es keine Liebe und folglich auch nichts zu verlieren gibt.

Im Unterschied zu den bereits diskutierten Mitteln hat die Spaltung bei Nitri acidum andere Erscheinungsformen. Der Anteil des Schlechten, die Dunkelheit und die Schuld, werden zur Gänze auf den anderen projiziert. Sie selbst sehen keine Veranlassung, irgendetwas zu verändern. Es ist die Außenwelt, welche die Verantwortung trägt. Eine solche Einstellung zementiert die Situation, da sich die äußere Welt nur als Reaktion auf einen Wandel verändern kann, der sich im Inneren eines Individuums vollzogen hat.

6.4.8 Mancinella – Vom Teufel geholt

- Furcht; Hölle, vor der
- Angst; Kontrolle über die Sinne verloren zu haben, mit Gefühl die
- Wahnidee; holen, der Teufel werde ihn
- Furcht; Wahnsinn, vor dem, den Verstand zu verlieren
- Furcht; Dunkelheit, vor der
- Furcht; Gespenstern, vor
- Wahnidee; besessen sei, er oder sie
- Wahnidee; schwebe in der Luft
- Zwanghafte Verhaltensstörungen

Mancinella: Sie verfügt nicht über die innere Kraft, schlechten Einflüssen widerstehen zu können und sieht sich als eine leichte Beute böser Mächte, als Opfer. Sie entwickelt fixe Ideen, die in ihrem Kopf kreisen, sowie zwanghafte Verhaltensstörungen, um ihre Angst zu vermindern. Ähnlich wie bei anderen sykotischen Arzneimitteln fehlt auch hier das Gefühl eines inneren Zentrums, ein Gefühl für das Ich, das die notwendige Stabilität und Widerstandskraft gegen von außen einwirkende Kräfte bereitstellen könnte (vgl. dazu auch Fall 16).

6.4.9 Medorrhinum – Extreme

- Wahnidee; werde zur Hölle fahren
- Wahnidee; Verbrechen, begangen zu haben, meint ein
- Verzweiflung; Himmel oder in der Hölle landet, es ist ihm gleich, ob er im

Medorrhinum: Bei Medorrhinum findet sich die Wahnidee, zur Hölle zu gehen, weil er ein Verbrechen begangen hat. Wie auch bei Anacardium und Thuja spiegeln sich in Medorrhinum zwei Extreme der menschlichen Natur, die hier durch die beiden Pole von Sensibilität und Grausamkeit zum Ausdruck gebracht werden.

Medorrhinum lässt, als Nosode der sykotischen Phase, bereits den Übergang zur nächstfolgenden Etappe des Geburtsprozesses erahnen, so wie wir es schon bei Psorinum gesehen haben.

- Vorahnung; Ereignissen, von, bevor sie eintreten, in der Regel zutreffend
- Tod; Vorahnung vom
- Furcht; Unbekannten, vor dem
- Ideen, Einfälle; übersteigerter Gedankenfluss, Geistesschärfe; unsicher in der Ausführung, aber
- Verschiebt alles auf den nächsten Tag
- Wahnidee; jemand gehe hinter ihm
- Eile
- Furcht; Unglück, vor

Er antizipiert eine Veränderung. Im Geburtskanal erwartet ihn der Kampf um sein Leben und er weiß, dass dort seine einzige Chance liegt, der Hölle zu entkommen. Da er jedoch einerseits nicht sicher ist, ob er ihn überleben wird und andererseits der Weg zum Ziel noch so unendlich weit erscheint, schiebt er den Beginn des Kampfes so lange wie möglich hinaus. Zugleich fühlt er Angst und muss sich beeilen, weil er jemanden bedrohlich hinter sich spürt. Mit den für diese Wahrnehmungen verantwortlichen, Druck auf den Kopf ausübenden Kräften haben wir uns bereits in der Einführung zum sykotischen Miasma beschäftigt.

Fall 25

Ein sieben Jahre alter Junge macht durch extremes Verhalten auf sich aufmerksam. Er kann sehr schwierig sein, kann aber auch die Herzen seiner Umgebung zum Schmelzen bringen. Er zeigt oft eine bemerkenswerte Furchtlosigkeit bis hin zum Leichtsinn. In Situationen jedoch, die außerhalb seiner unmittelbaren Kontrolle liegen, wie zum Beispiel im Auto oder auf dem Rücksitz eines Fahrrades, wird er von großer Angst ergriffen. Wenn er in einem Film ein Tier leiden sieht, hat er einen Kloß im Hals. Andererseits zerquetscht er absichtlich kleine Tiere unter seinen Schuhen und ertränkt Schmetterlinge. Bereits diese Symptome und Verhaltensweisen deuteten auf Medorrhinum hin, sein Nägelbeißen ergänzte das Bild.

Als die Wehenschmerzen begannen, dachte die Mutter „Oh mein Gott, hier kommen sie.“ Das Warten auf die jeweils nächste Wehe fand sie grauenhaft. Sie ging auf alle Viere, um die Wehen aushalten zu können. Obwohl ihr Ehemann darauf drängte, die Hebamme zu benachrichtigen, schob sie das immer wieder hinaus. Während dieser Zeit hatte sie Angst gehabt, plötzlich in eine Panikattacke zu geraten oder sogar psychotisch zu werden. Als ihr schließlich erlaubt wurde, mit dem Pressen zu beginnen, ging der Rest ganz einfach.

- Beschwerden durch Vorahnung
- Verschiebt alles auf den nächsten Tag
- Furcht; Anfall zu haben, einen
- Furcht; geschehen, etwas werde
- Furcht; Wahnsinn, vor dem

Lange andauernde Dilatationsphasen, die schließlich zu einem Kaiserschnitt (vgl. Fall 24) führen, sowie aufgrund einer Steißlage behinderte Dilatationsphasen (vgl. Fall 7) scheinen häufiger in sykotischen Fällen aufzutreten. Die zugrundeliegende Idee ist die eines „Nicht-Vorankommens“, festzustecken, fixiert zu sein, und dies besonders in dem Zeitraum, welcher der Austreibungsphase, in der die Mutter schließlich mit dem Pressen beginnen darf, vorangeht.

Fall 26

Ein fünf Jahre alter Junge litt unter Asthma und hatte ein starkes Verlangen nach Saurem und Zitronen. Er wurde in der Steißlage geboren. Medorrhinum half ihm bei der Besserung seiner Beschwerden.

Fall 27

Ein sieben Monate alter Junge hat Ekzeme, die sich beim Aufenthalt am Meer drastisch verbesserten. Er kratzt sich, bis die Haut blutet und hat blaue Skleren. Bevor er einschläft, schlägt er seinen Kopf entweder gegen seine Mutter oder gegen die Couch. Medorrhinum heilte seine Beschwerden.

Die Dilatationsphase seiner Geburt hatte extrem lange gedauert und nach zwei Tagen war kein Fortschritt mehr festzustellen gewesen. Als der Mutter schließlich erlaubt wurde, mit dem Pressen zu beginnen, habe sich das Kind kaum bewegt und sei immer sofort wieder zurückgeglitten. Die Ärzte entschlossen sich schließlich zu einem Kaiserschnitt.

Fall 28

Ein sieben Jahre alter Junge hat Migräne und Wutanfälle. Er macht den Eindruck eines ruhelosen und wilden Kindes. Bei Migräneattacken liegt er auf den Knien im Bett. Trotz seiner Wutanfälle ist er aber auch sehr sympathisch und lieb, wodurch es anderen schwer fällt, ihm lange böse zu sein. Sein Bruder ist mit ADHD (Attention Deficit Hyperactivity Disorder, auch ADHS oder ADS genannt) diagnostiziert worden und beißt exzessiv an den Nägeln. Er schläft spät ein und mag es, barfuß zu gehen.

Die Schwangerschaft schien zunächst reibungslos zu verlaufen. Plötzlich jedoch stockte die Entwicklung. Er befand sich offensichtlich in der Steißlage, steckte fest und es ging nicht mehr voran. Für einen Kaiserschnitt war die Geburt schon zu weit fortgeschritten und es erforderte erheblichen Aufwand, ihm herauszuhelfen.

6.5 Übergang von Sykose zur Syphilis

Medorrhinum, als Nosode des sykotischen Miasmas, markiert den Kulminationspunkt der Sykose und zeigt bereits Symptome der nächsten Phase.

Abgesehen von Medorrhinum scheinen noch einige andere Arzneimittel mit Erwartungsangst, wie Argentum nitricum, Gelsemium oder Cimicifuga, in diesem Übergang von der Sykose zur Syphilis angesiedelt zu sein. Die beiden letztgenannten sind in der Rubrik Rigidität während der Wehen, Os uteri aufgeführt. Dies beschreibt die Situation, in der sich die Dilatation des Os uteri nicht fortsetzt und damit der Eintritt in das nächste Stadium der Geburt behindert wird. Von Interesse ist auch, dass sowohl Gelsemium als auch Argentum nitricum Stuhl aufgrund von Erwartungsspannung verlieren. Wenn Sie ein Kleinkind behandeln und kein klares Mittelbild erkennen können, so kann ein Symptom wie Mekonium in der Amnionflüssigkeit hilfreich sein, diese Arzneimittel in die Betrachtung mit einzubeziehen (Durchfall, Erwartungsspannung, nach). Eine weitere Bestätigung des Mittels kann dann durch die Geburtserfahrung der Mutter und über die Konstitution eines der Elternteile erfolgen.

6.5.1 Gelsemium – Angst, herauszukommen

- Erwartungsspannung
- Schüchternheit; Auftreten in der Öffentlichkeit, beim;

Gelsemium ist im Wortsinne zu ängstlich, um herauszukommen.

- Furcht; Selbstberrschung zu verlieren, die
- Feigheit
- Wahnidee; liege im Sterben, er selbst
- Furcht; Verletzung, vor
- Furcht; Entbindung, vor der (bevorstehenden)
- Geschwätzigkeit; Entbindung, in der Eröffnungsphase
- Hysterie; Schwangerschaft, Entbindung, während
- Gemütserregung, nervöse, Entbindung, bei
- Ruhelosigkeit, Erstickungsgefahr, bei

Gelsemium: In chronologischer Hinsicht könnte man Gelsemium unmittelbar vor Argentum nitricum platzieren. Der Wunsch zu bleiben, ist hier immer noch stärker als der Impuls zu gehen. Wir können uns diesen Zustand vorstellen, indem wir uns das Bild eines kleinen Vogels vor Augen führen, der bei dem Gedanken, sein Nest verlassen zu müssen, nervös mit den Füßen trippelt und ängstlich an Vertrautem festhält.

- Ohnmacht, in Ohnmacht fallen; Schmerzen, durch
- Bewusstlosigkeit; Entbindung, bei
- Benommenheit, wie berauscht; Entbindung, während

Unter der Geburt zeigt sich der sykotische Zustand anhand der Tendenz zur Benommenheit, die sich sogar bis zur Ohnmacht steigern kann. Vor dem Hintergrund der aktuellen, durch Schmerz und Furcht gekennzeichneten Situation tendieren die Frauen dazu, ihren Körper zu verlassen. Gelsemium ist auch ein angezeigtes Mittel für Beschwerden, die sich aufgrund des Todes eines Kindes eingestellt haben. Abgesehen davon, dass die auf dem Boden einer solchen Belastung entstandenen Symptome auf das Mittel hinweisen, wäre es in vielen Fällen aber bereits vor der traumatischen Erfahrung angezeigt gewesen.

- Rigidität während der Wehen, Os uteri
- Halten oder gehalten werden; Verlangen nach, Elternteil fest, hält sich am
- Furcht; fallen, zu
- Furcht; Bewegung, vor, abwärts

In Gelsemium lässt sich eine unter Umständen fatal verlaufende Entwicklung beobachten, bei der es aufgrund der Rigidität des Os uteri bei gleichzeitig zu schwach ausgeprägter Wehentätigkeit zur Totgeburt des Kindes kommen kann. Hier können beide Phänomene sowohl als Unfähigkeit der Mutter interpretiert werden, ihr Kind freizugeben, wie auch als Angst des Kindes vor dem Verlassen des sicheren Ortes (DD Cimicifuga).

Zur Behandlung der aus einer solchen Tragödie entstandenen Trauer wäre dann ebenfalls Gelsemium angezeigt.

Während der Wehen muss eine Frau in der Lage sein, ihrem Körper zu vertrauen und den Kräften der Natur ihren Lauf zu lassen. Gelsemium jedoch hat eine solche Furcht davor, die Kontrolle zu verlieren, dass sie genau damit die größten Schwierigkeiten hat.

- Entfliehen, versucht zu; Fenster, aus dem
- Suizidalität; Springen, durch; in die Tiefe, von einem hochgelegenen Ort

Aber auch für Gelsemium wird der Moment kommen, an dem die Kontrolle abgegeben werden muss, an dem sie das bis dato schützende Nest verlassen und auf eigenen Füßen stehen muss. Wenn das Leben dann zu schwierig wird, kommt die Erinnerung an den Moment wieder hoch, an dem sie sich selbst durch den Geburtskanal fallen ließ. Diese Erinnerung wird dann übertragen und führt zu suizidalen Impulsen in Form eines Sprungs in die Tiefe.

Fall 29

Eine 37 Jahre alte Frau hat Angst um ihr Herz. Sie hatte schon immer Angst vor Veränderungen oder neuen Situationen in ihrem Leben empfunden. Sie fühlt sich verletzlich, unbeschützt, unsicher und zittert wie Espenlaub, wenn sie nervös wird. Auch berichtet sie von deutlicher Versagensangst, die von antizipatorischer Diarrhoe begleitet wird. „Ich will stark sein. Mein Thema ist es, zu lernen, dass ich Vertrauen zu mir selbst haben kann ... Ich bin eine Kämpferin und bin stärker, als ich glaube, es zu sein ... Meine Mutter konnte mich nie loslassen ... Ich wagte es nicht, mein Elternhaus zu verlassen und mein eigenes Leben zu beginnen." Das Thema des Nicht-Loslassens findet sich bereits bei ihrer eigenen Geburt. Die zu schwachen Wehen hatten den Arzt veranlasst, zur Beschleunigung des Prozesses wehenfördernde Medikamente zu injizieren. Die Patientin hat heute selbst ein fünf Monate altes Kind. Bei dessen Geburt hatte sich der Muttermund nach 24 Stunden schmerzhafter Wehen um lediglich 4 cm geweitet. „Ich hatte solche Schmerzen, dass ich mich überhaupt nicht entspannen konnte." Die Ärzte entschieden sich zu diesem Zeitpunkt für einen Kaiserschnitt.

Ihre Ängste wurden mit Gelsemium erfolgreich behandelt.

- Weibliche Genitalien; Schmerzen, Wehenschmerzen, schwach
- Weibliche Genitalien; Schmerzen, Wehenschmerzen, erfolglos

Fall 30

Ein 14 Jahre alter Junge leidet an ausgeprägter Erwartungsangst vor Prüfungen und vor dem Wiederbeginn der Schule nach den Ferien. Auch vor Flügen in den Urlaub ist er sehr nervös und muss vor der Abreise sehr oft zur Toilette gehen. Er hat Angst vor allem Unbekannten. Er leidet unter Kopfschmerzen, die von der Zervikalregion in die Stirn ausstrahlen. In jedem Winter erkrankt er ungefähr drei Mal an Grippe, wobei er über Schmerzen in den Beinen und dem Rücken klagt. Bei Fieber hat er überhaupt keinen Durst. Er möchte später Kampfpilot werden.

Als seine Mutter zur Geburt seiner älteren Schwester ins Krankenhaus ging, kamen die Wehenschmerzen genau in dem Moment zum Stillstand, in dem sie dort ankam. Da die Schwangerschaft zu dieser Zeit bereits zwei Wochen über das errechnete Datum hinaus war, wurden ihr Hormone verabreicht. Aufgrund des großen Kopfes des überreifen Babys erlitt sie bei der Geburt einen vollständigen Dammriss. Bei der zweiten Schwangerschaft hat man diese Komplikation von vornherein vermeiden wollen und daher schon zwei Wochen vor dem Geburtstermin mit einer hormonellen Stimulation begonnen. Während der Dilatationsphase geriet die Mutter in Panik. Sie hyperventilierte, was zu Übelkeit, Schwindel und starkem Herzklopfen führte und wollte davonlaufen, als die Ärzte begannen, die Herztöne des Kindes zu überwachen.

- Weibliche Genitalien; Schmerzen, Wehenschmerzen, Aussetzen
- Hysterie; Schwangerschaft, Geburt, während
- Furcht; Entbindung, vor der (bevorstehenden)
- Entfliehen, versucht zu; Fenster, aus dem

Gelsemium besserte alle ihre Beschwerden nachhaltig. Die Mutter leidet übrigens an Migräneattacken, die von einem Verlust der Sehfähigkeit begleitet werden und die sich bei reichlicher Miktion bessern.

6.5.2 Cimicifuga – Im Käfig gefangen

- Furcht; Tod, vor dem; Drähten eingeschlossen, sah sich von
- Wahnidee; Wolke umhülle sie, eine schwere, schwarze

Cimicifuga: Cimicifuga hat die Wahnidee, ihre Arme seien an ihren Körper gefesselt, sie werde von Drähten eingeschlossen (der sich kontrahierende Uterus) oder dass sie von einer schweren und schwarzen Wolke umhüllt werde.

- Furcht; ermordet zu werden
- Wahnidee; Drähten gefangen zu sein, in

Die Bedrohung liegt innerhalb des Hauses. In Cimicifuga-Fällen können wir einer Lebensgeschichte begegnen, die von einer im religiösen Sinne engen Erziehung bestimmt wurde (Sykose: Thuja), von der sich die Person nun aber befreien will. Es ist so, als ob er die Drähte, die ihn umschließen, lockern wollte. Mitunter stehen solche Fälle auch zusätzlich in Verbindung mit Inzest (Corrie Hiwat in Homoeopathic Links, Ausgabe 2/96). Ein inzestuöses Geschehen ist seinem Wesen nach überwiegend sykotisch, da ein Kind über keinerlei Möglichkeiten verfügt, sich selbst zu befreien. Die meisten der wichtigen Arzneimittel, die in Fällen von sexuellem Missbrauch in Betracht kommen, sind sykotische Mittel: Staphisagria, Sepia, Anacardium, Lac caninum und Cimicifuga. In eher syphilitisch geprägten Fällen sexuellen Missbrauchs wird mehr Gewalt und Gefahr für das Leben des Individuums erkennbar, zum Beispiel bei sexuellen Übergriffen, bei denen das Opfer stranguliert wird oder bei sexuellem Missbrauch mit rituellem Hintergrund.

- Träume; Gliedmaßen, gebrochene

Dies ist ein sykotisches Thema, wie in der Diskussion von Thuja zu sehen ist.

- Tod; Vorahnung vom
- Vorausahnende Ängste: bevorstehende Gefahr; Mord; Vergiftung
- Rigidität von Knochen

Die Ängste Cimicifugas vor dem Tod, nahender Gefahr, ermordet oder vergiftet zu werden, sind vorausahnender Natur, was sich aus dem für Mutter und Kind bedeutsamen Umstand erklärt, dass Cimicifuga-Frauen eine Disposition zu Totgeburten zeigen.

Weitere interessante Symptome des Mittels sind die Empfindungen, die das Schädeldach betreffen: *Öffnen und Schließen* und *Abfliegen, als würde die Schädeldecke*. Der Gedanke, den eigenen Körper zu verlassen, spiegelt sich auch im Symptom wieder, während der Wehen in Ohnmacht zu fallen.

6.5.3 Chamomilla – Antagonismus

- Unzufrieden; Umgebung, mit seiner
- Bett; aufstehen, muss während der Wehen

Wie bereits erwähnt sind sowohl Gelsemium als auch Cimicifuga in der Rubrik *Rigidität von Knochen* verzeichnet. Ein weiteres, sehr interessantes Mittel aus dieser Rubrik ist Chamomilla. Die Bezeichnung „Antagonismus zur Mutter", die Grof zur Charakterisierung der zweiten BPM geprägt hat, ist ebenfalls eine sehr passende Beschreibung für Chamomilla. Chamomilla ist, wie aus den Fällen 8, 10 und 11 ersichtlich geworden ist, auch eines der wichtigen Mittel, die Frauen bei der Bewältigung der Wehen helfen können. Wie Gelsemium kann auch Chamomilla aufgrund von Schmerzen in Ohnmacht fallen.

- Panik, große Angst mit innerer Unruhe; Entbindung, während
- Gesellschaft; Abneigung gegen; Entbindung, während der
- Verzweiflung; Entbindung, während der; mit den Schmerzen
- Ungeduld; Entbindung, während
- Bösartig, rachsüchtig; Entbindung, bei
- Streitsucht; Entbindung, während
- Wut, Raserei; Schmerzen, durch; Entbindung, während
- Getragen; Verlangen, zu werden; Linderung, doch es verschafft keine

Chamomilla: Chamomilla leidet extrem in all jenen Situationen, in denen es eines Durchbruchs bedarf – sei es unter der Geburt, während der Menses, der Pubertät, der Menopause, in der Zeit der Zahnung oder im Verlauf einer Otitis media. Chamomilla ist von einer geradezu extremen Sensibilität gegenüber jedwedem Reiz. Ihre Nerven ertragen es nicht, berührt, ja sogar angeschaut zu werden. So könnte zum Beispiel das vorübergehend beruhigende Schaukeln als Erinnerung an den pränatalen Zustand verstanden werden. Das Schaukeln von Chamomilla ist jedoch von gänzlich anderer Natur als der zärtliche, süße und wohltuende Pulsatilla-Schwung. Vielmehr ist es hier eine energetisch geladene Bewegung. Grof's Analyse zufolge weist eine solche energetische Bewegung auf die Passage des Geburtskanals hin und die damit verbundenen Schmerzen haben nicht Besänftigendes an sich. Das Schaukeln hilft Chamomilla, die Zeit bis zum endgültigen Durchbruch zu überstehen. Sie müssen agieren und der Krise schließlich begegnen – der Zahn muss durchbrechen, das

Baby muss zur Welt kommen. In der Sprache des Geburtsprozesses können sie weder vorwärts noch rückwärts gehen. Ihre Situation ist schlicht unerträglich und Chamomilla ist über das Stadium hinaus, in dem es darum ging, alles aus der Idee des schlechten Selbstbildes heraus zu akzeptieren und zu durchleiden. Die Entwicklung des Willens beginnt mit einem starken Gefühl für das, was sie nicht wollen. Aus Schmerz und Leid entsteht also die Kraft zum Kampf und sie beginnen ihn, indem sie das bekämpfen, was sie nicht wollen. In der später folgenden syphilitischen Phase der Entwicklung wird dieser Wille eine Richtung und eine Bestimmung erhalten.

Chamomilla ist eines der Mittel, deren Bestätigung sich sehr oft aus der Analyse der Geburtserfahrung, so wie sie aus Sicht der Mutter berichtet wird, ergibt.

Fall 31

Ein acht Jahre altes Mädchen leidet unter rezidivierenden Infektionen der Ohren und zeigt klare Chamomilla-Symptome. Auch ihr Typus und ihre Charaktereigenschaften passen in das Chamomilla-Muster. Der Mutter waren die Wehen als lange andauernd erschienen und an irgendeinem Punkt habe sie fast aufgegeben und gedacht: „Du bleibst drin." Unmittelbar danach sei ihre Tochter dann zur Welt gekommen. In dieser ersten Interaktion zwischen Mutter und Kind wurde das Element des Konträren (und meist Kontraproduktiven), das Chamomilla kennzeichnet, bereits erkennbar.

- Verzweiflung; Entbindung, während
- Widerwärtige Stimmung

6.5.4 Coffea cruda – Eine Tasse voll Trost

- Ohnmacht; Entbindung, bei
- Schlaflosigkeit; Entbindung, bei
- Panik; Plazentaretention, bei
- Angst; Entbindung, während
- Wahnidee; werden, meint wahnsinnig zu, Entbindung, während
- Verzweiflung; Entbindung, während der
- Gemütserregung, nervöse; Entbindung, bei

- Furcht; Tod, vor dem, Entbindung, bei
- Bewusstlosigkeit, Entbindung, bei

Coffea zeigt besonders auf der Ebene der Sensibilität viele Gemeinsamkeiten mit Chamomilla: extreme Schärfe der Sinne und ausgeprägte Empfindlichkeit gegenüber Schmerz. Coffea verlangt es ebenso danach, getragen zu werden, sie klebt förmlich an anderen Menschen. Beide Arzneimittel können durch Angst oder Furcht völlig außer sich geraten. Die Parallelen beider Mittel zeigen sich auch darin, dass sie miteinander in einigen Geburts-Rubriken verzeichnet sind.

- Wahnidee; Verbrecher, er sei ein
- Güte, Sanftmut

Coffea: Bei Coffea wird das sykotische Thema der Anpassung der eigenen Persönlichkeit an die äußeren Bedingungen deutlich erkennbar. Coffea ist sich der Bedürfnisse anderer in einem hohen Maße bewusst, sie fühlen sich sogar für deren Wohlergehen verantwortlich. Als Kind waren sie entweder unerwünscht oder wurden für die schlechte Beziehung der Eltern verantwortlich gemacht. Als Folge einer derartigen Erfahrung ist es ihnen später nicht möglich, sich zu entspannen und darauf zu vertrauen, dass anderen ihr Wohl am Herzen liegt. Sie leben in einem Zustand permanenter Spannung, immer bemüht, den Menschen ihrer Umgebung zu gefallen, damit sie in deren Umfeld verbleiben dürfen (vgl. Fall 15). In den Niederlanden wird eine Tasse Kaffee auch als „bakkie troost" bezeichnet, was soviel bedeutet wie „eine Tasse voller Trost".

6.5.5 Argentum nitricum – Vorahnungen

- Wahnidee; vernachlässigt, hält sich für; verschmäht, und von seiner Familie
- Wahnidee; Wände, fielen herab, Furcht; engen Raum, in einem
- Wahnidee; verändert, alles zuhause habe sich
- Wahnidee; verloren, Seelenheil; Welt, für die und es bestehe keinerlei Hoffnung
- Tod; Vorahnung vom, sagt die Todeszeit voraus
- Angst; Termin festgesetzt ist, wenn ein
- Eile

- Diarrhoe, Erwartungsspannung, nach
- Furcht; zu versagen
- Furcht; Tunneln, vor
- Wahnidee; Ort, könne nicht an einer bestimmten Stelle vorbeigehen
- Schüchternheit; Auftreten in der Öffentlichkeit
- Agoraphobie
- Impulsiv
- Verlust der Selbstkontrolle
- Entfliehen, versucht zu; Fenster, aus dem
- Springen, Trieb zu

Argentum nitricum: Hier sehen wir das einprägsame Bild eines Menschen, der sich in einem engen Raum befindet, dabei den Drang verspürt, sich aus dieser Situation zu befreien und der seinen Tod herannahen sieht. Die Wände des engen Raumes, ein Sinnbild für den Uterus, drohen ihn von allen Seiten zu zerquetschen. Wenn er nicht sehr bald von dort entkommen kann, wird er mit Sicherheit sterben. Zur gleichen Zeit jedoch fürchtet er sich vor dem vor ihm liegenden dunklen Tunnel. Und dann wartet an dessen Ende noch eine weitere Stelle, die zu passieren ihn gleichfalls ängstigt.

Er zögert zwar, verfügt aber nicht mehr über die Zeit zum Nachdenken. Er muss jetzt ohne einen weiteren Gedanken handeln, dem Impuls folgen. Die antizipatorische Angst ist unter Umständen so stark, dass sie unfreiwillige Stuhlabgänge produziert – wie es bei einem Fötus geschieht, der Mekonium absetzt, wenn der Geburtskanal droht, ihn zu zerquetschen und zu ersticken. An diesem Punkt ist Argentum nitricum sicher, dass alles zuletzt doch noch scheitern wird. Wie bei Anacardium und Lac caninum sehen wir auch hier die Wahnidee, verachtet und verschmäht zu werden. Er fühlt sich einsam und im Stich gelassen.

6.5.6 Lyssinum – Bissiger Hund

- Wahnidee; gequält zu werden
- Wahnidee; Hölle, in der, er sei
- Furcht; Schwangerschaft, in der

- Wahnidee; fremd, eigenartig; alles erscheint; Schwangerschaft, während
- Angst; Entbindung, während
- Furcht; engen Raum, in einem, Klaustrophobie

(siehe dazu auch Fall 16)

Lyssinum: Ich habe Lyssinum mit Bedacht an diese Stelle gesetzt, da der Weg von Lac caninum zu Lyssinum ein anschauliches Beispiel für den Übergang von der Sykose zur Syphilis liefert – vom geschlagenen hin zum bissigen Hund, vom bösen zum verrückten Hund. Der Hund beginnt also zu beißen. Für gewöhnlich wird solch ein Hund als hinterhältig bezeichnet. Aber im Lichte von Lac caninum und seines zentralen Gedankens, gequält zu werden, wird schnell erkennbar, dass der Begriff „Hinterhältigkeit" die falsche Bezeichnung wäre. Der Hund beginnt lediglich damit, Verantwortung für sein Leben zu übernehmen, indem er versucht, es zu ändern. Er wird aktiv und unternimmt damit einen Versuch, die Qualen zu beenden. Auf welch zerstörerische Art sich seine Wut jetzt auch äußern mag – aus psychologischer Sicht ist es ein Schritt vorwärts. Anstatt weiter das Opfer zu sein und sich ungerechter Behandlung auszusetzen, erwacht der eigene Wille. Wenn das eigene Leben als einzig oder zum großen Teil von den Umständen, der Außenwelt oder dem Schicksal bestimmt erlebt wird, können wir das völlige Fehlen oder zumindest eine große Schwäche des individuellen Willens annehmen. Die erste Phase des erwachenden Willens kann mit „NEIN, das ist nicht, was ich will!" beschrieben werden. Diese Haltung können wir in bestimmten Phasen der Kindesentwicklung klar erkennen. Aber auch in Heilungsprozessen oder im Umgang mit anderen Krisen setzt die Veränderung in dem Moment ein, in dem das Gefühl von „Das ist es nicht, was ich will!" in die Tat umgesetzt wird. Aus dem Gefühl eigener Wertlosigkeit kommend, das jegliches Leid rechtfertigt, weist dieses neue Verhalten hin auf die Entwicklung der Wertschätzung des Ichs: „Ich akzeptiere das nicht, ich verdiene etwas Besseres!"

- Ärger; abwechselnd mit; Reue, schneller

In diesem Symptom spiegeln sich die letzten Überreste der sykotischen Situation, die vom Leiden und der Unfähigkeit geprägt ist, für sich selbst einzustehen. Es bezeichnet den Übergang von der Sykose zur Syphilis – ein gefährlicher, aber letzten Endes unausweichlicher Schritt. Die Einstellung, die sich hier offenbart, ähnelt dem zögerlichen Verhalten von Argentum nitricum und Gelsemium.

6.5.7 Mezereum – Loyalitätskonflikt

- Ärger; abwechselnd mit; Reue, schneller

Mezereum: Das gleiche Symptom, das bei Lyssinum erwähnt wurde, ist auch von Mezereum bekannt, welches im Repertorium als sowohl sykotisches wie syphilitisches Mittel verzeichnet ist. Die Essenz von Mezereum besteht in einem Loyalitätskonflikt. Sie werden zwischen miteinander in Konflikt stehenden Emotionen hin- und hergerissen, was bei ihnen zu ambivalenten und unterdrückten Impulsen führt. Es ist eine Art von Fixierung, die nahelegt, dass die Wurzel der Mezereum-Situation sykotisch geprägt ist. Wie bei Lyssinum wird die im pathologischen Sinne syphilitische Schicht von Mezereum dann sichtbar werden, wenn die innere Spannung nicht länger kontrolliert werden kann.

Fall 32

Eine 62 Jahre alte Frau leidet an Multipler Sklerose (MS) und Gesichtsneuralgie. Das wichtigste Thema ihres Lebens ist die Liebe zu jemandem, der von der Gesellschaft als Verräter betrachtet wird, nämlich zu ihrem Vater. Sie weiß zwar, dass er während des Krieges die falsche Entscheidung getroffen hat, sie weiß aber auch, dass er im Grunde seines Herzens ein guter Mensch gewesen ist. In diesem Fall sehen wir einen Loyalitätskonflikt, der aus dem Unterschied zwischen der Wahrnehmung eines Menschen von seiten der Gesellschaft zu dem wahren Wesen dieser Person entstanden ist. Ein Mensch mit einem guten Herzen wurde für den Rest seines Lebens stigmatisiert, er wurde also nicht gerecht behandelt. Die Materia medica bildet dieses spezielle Thema nicht ab, allenfalls hilft uns die Rubrik *Ärger; abwechselnd mit; Reue, schneller*, die einen Ärger beschreibt, dem der Betreffende schnell etwas entgegensetzt. Die Patientin ist zornig auf Menschen, die ihren Vater verurteilen und die auch sie aufgrund seiner Vergangenheit bewerten. Sie weiß aber auch, dass während jener Zeit die Kollaboration mit den Deutschen die falsche Entscheidung war, und so muss sie ihren Zorn herunterschlucken. Sie verurteilt sein Verhalten, kann ihm aber auch keine Vorwürfe machen, weil er trotz allem ein netter und liebenswerter Mensch ist. (Dieser Fall ist in den Homoeopathic Links, Ausgabe 3/96, zusammen mit vier anderen Fällen und einer Mezereum-Prüfung von Kees Dam und Yvonne Lassaauw im Detail vorgestellt worden.)

Aus den von mir selbst erlebten Fällen und der erwähnten Prüfung habe ich folgende grundlegende Themen für Mezereum herausgearbeitet:

- Konflikt der Loyalität
- Widersprüchliche Gefühle
- Ärger versus Schuld oder Scham
- Ambivalente Impulse
- Unterdrückte Impulse
- Entstelltes Gesicht (körperliche Erscheinung)

Narben und Muttermale, welche die Wahrnehmung eines Menschen durch seine Umgebung bestimmen, sind ein bedeutendes Mezereum-Thema.

- Stigmatisiert sein
- Zu Unrecht beschuldigt werden

Auch psychische Verletzungen, die aus einer Stigmatisierung durch andere entstanden sind, hinterlassen Narben.

- Diskrepanz
- Äußeres gegen Inneres
- Täuschende Erscheinungen
- Nach außen gerichteter Glamour, Show

Äußerlichkeiten, nach denen Menschen oberflächlich beurteilt oder bewertet werden, wie zum Beispiel die Kleidung oder das Haus, in dem man lebt, können für Mezereum von großer Bedeutung sein.

- Sich verantwortlich fühlen für das Wohlergehen der Anderen
- Gefühl, seine Pflichten zu vernachlässigen
- Selbstvorwürfe

Hierin kommen die syphilitischen Anteile des Arzneimittels zum Ausdruck (DD Aurum, Cyclamen).

6.5.8 Carcinosinum – Ich gehöre dir ganz und gar

Ein Arzneimittel, dessen Vorstellung im Rahmen dieser Analyse zwingend geboten erscheint und welches das Wesen eines eigenen Miasmas trägt, ist Carcinosinum. Die Vermutung, dieses Mittel sei mit dem Übergang von Sykose zur Syphilis verknüpft, stützt sich auf folgende Gründe:

Erstens handelt es sich bei einer Krebserkrankung auf der pathophysiologischen Ebene um einen sykotischen Prozess (Wachstum), der mit äußerst radikalen Methoden behandelt wird und oft in einem syphilitischen Zustand (Destruktion) endet.

Zum Zweiten geht es auf der psychologischen Ebene um ein Individuum, das aufgrund einer seit längerem bestehenden Unterdrückungssituation dazu neigt, sich seiner Umgebung anzupassen (sykotisches Miasma).

- Gesellschaft; Verlangen nach; Kindern, die abgelehnt werden, bei
- Beschwerden durch Grobheit, unhöfliches Benehmen anderer
- Wahnidee; Märtyrertum, von
- Empfänglich für Eindrücke

Dies resultiert in einem starken Gefühl der Verantwortung für das Wohlergehen anderer Menschen (z.B. Aurum, syphilitisches Miasma).

- Beschwerden durch Verantwortung, früh, zu
- Ärger; Fehler, über seine
- Empfindlich; Verweis, Kritik, Vorwürfe, gegen Zurechtweisungen
- Pedantisch

Die pedantische Komponente von Carcinosinum bezieht sich hauptsächlich auf ihre Leistungen für andere. Was sie für diese vollbringen, muss perfekt sein. Ihr Zimmer mag im Chaos versinken, aber ihre Arbeit hat makellos zu sein.

- Unordentlich, außer bei der Arbeitsleistung

Das dritte, wichtige Merkmal dieser Arznei ist die Erwartungsspannung, die bereits in der Diskussion von Medorrhinum, Argentum nitricum, Gelsemium und Cimicifuga als zum sykotisch-syphilitischen Übergang gehörend erwähnt wurde.

- Vorahnung
- Angst; Vorahnung, ängstliche; Verwandten, für seine
- Angst; Umwelt, um die
- Eile; Termin anzukommen, um zum verabredeten

Das Thema der energetischen Bewegung, die dem syphilitischen Stadium zugeordnet wird, findet sich in dem Verlangen, zu tanzen, welches sich auch in manchen, dem Tierreich entstammenden, syphilitischen Arzneimitteln wiederfindet.

- Tanzen des Fötus zur Musik

6.6 Syphilitisches Miasma und der „Kampf um Tod und Wiedergeburt“

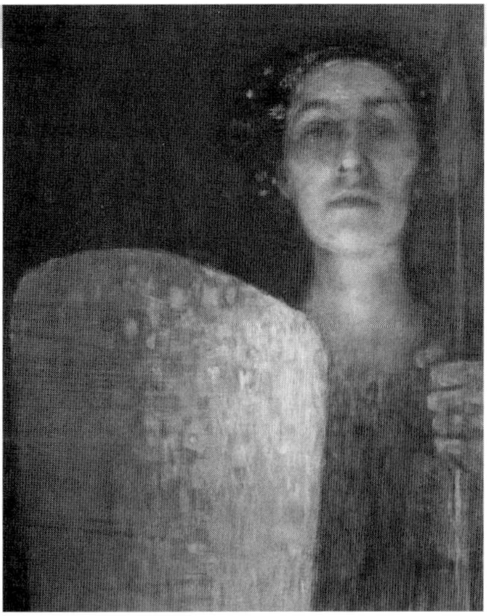

BPM III: Synergismus mit der Mutter (Passage des Geburtskanals)

Konzepte der Syphilis

- Wahrnehmung eines Auswegs
- Mit Leiden verbundene Hoffnung
- Den Weg nach draußen freikämpfen
- Feind
- Isolation
- Selbstgefälligkeit, Arroganz
- Töte oder du wirst getötet
- Tod des Egos
- Agitierte Depression
- Gewalt, Feuer, Sexualität, Vulkanische Ekstase, Religion
- Sadomasochismus, Schwarzer Sabbat, Opfer, Kreuzigung

Grof: „**Leiden intensiviert sich zu kosmischen Dimensionen; Grenzlinie zwischen Schmerz und Freude; vulkanische Art der Ekstase ... sadomasochistische Orgien; Morde und Blutopfer, aktive Teilnahme an heftigen Kämpfen; Atmosphäre wilder Abenteuer und gefährlicher Entdeckungsreisen; intensive sexuelle, orgiastische Gefühle und Harems- und Karnevalsszenen; Erfahrung, zu sterben und wiedergeboren zu werden; Religionen, die blutige Opferrituale zelebrieren (die Azteken, Christi Leiden und Tod am Kreuz, Dionysos etc.); intensive körperliche Erfahrungen wie Quetschungen, Schmerzen, Erstickung, starke muskuläre Anspannung und ihre Entladung in Tremor und Zuckungen ... Probleme der Kontrolle über Sphinkteren ...**"

Er ordnet diesen Themen die folgenden psycho-pathologischen Syndrome zu: „**Schizophrene Psychosen (sadomasochistische und skatologische Elemente, Selbstverstümmelung, abnormes Sexualverhalten); agitierte Depressionen; sexuell von der Norm abweichendes Verhalten (Sadomasochismus, männliche Homosexualität, Trinken von Urin oder Essen von Kot); obsessive Zwangsneurosen; psychogenes Asthma, Tics und Stottern; Konversion und Angstattacken; Frigidität und Impotenz; Neurasthenie; traumatisch bedingte Neurosen; Organneurosen; Migräne-Kopfschmerz; Enuresis und Encopresis; Psoriasis; Ulcus pepticum.**"

Nachdem er die tiefsten Abgründe der Hölle erkundet hat, begibt sich unser Abenteurer schließlich auf die Reise, die ihn der Unterwelt entkommen lassen soll. Hier wird es für ihn um Leben und Tod gehen und obwohl die Situation insgesamt noch immer sehr deprimierend ist, so hat sich eines doch bereits verändert: ein Schimmer von Hoffnung zeichnet sich ab. Da existiert etwas, für das es sich zu kämpfen lohnt. Zu kämpfen und dabei vielleicht zu sterben ist auf jeden Fall besser, als die endlosen Qualen der Hölle weiter erleiden zu müssen. Langsam öffnet sich der Geburtskanal und damit weicht die Depression des sykotischen Stadiums allmählich einer agitierten Depression der syphilitischen Phase. Die Rolle des hilflosen Opfers abstreifend, verwandelt er sich in einen Krieger, der mit allen ihm zur Verfügung stehenden Möglichkeiten um sein Leben kämpft.

Der von Rajan Sankaran zur Beschreibung der syphilitischen Episode geprägten Bezeichnung der „gewaltigen Anstrengung in einer hoffnungslosen Situation" kann ich nicht vorbehaltlos zustimmen. Die vorhergehende sykotische Situation war hoffnungslos. Das Leiden ist jetzt aber vollends unerträglich geworden und eine Veränderung steht an. In Lac caninum ist es schon deutlich geworden: Der gepeinigte Hund hält es nicht länger aus und greift seinen Peiniger an. Das Individuum kämpft jetzt, anstatt das Leid weiter auszuhalten und erschafft damit selbst die Möglichkeit zur Veränderung, was bedeutet, dass es doch noch Hoffnung gibt.

Den Beobachtungen Grof's zufolge kommt es in dieser Phase zu einem Punkt, an dem es dem Individuum erscheint, als seien alle bisher unternommenen Anstrengungen vergebens gewesen. Alle Kraft und Energie, die er gesammelt hat, um zu kämpfen, ist verschwendet, er wird es nicht schaffen. Die Zeit, zu sterben, ist gekommen. Jetzt und hier wird er sein Leben verlieren – ein Gefühl vollständiger Vernichtung. So wird der Kampf schließlich zu einem Akt der Verzweiflung, bis er zum Schluss aufgibt, weil nichts mehr in ihm ist, dass er noch einsetzen und in die Waagschale werfen könnte. Dies ist der Moment des Todes des Egos. Die gewaltige Anstrengung kommt zu einem Ende, sobald die Situation hoffnungslos erscheint. Oder aber sie verwandelt sich in schiere Zerstörungswut – eine ungerichtete Wut, die kein Ziel außer der Zerstörung hat.

Grof verwendet zur Charakterisierung dieses Abschnittes den Begriff „Kampf um Tod und Wiedergeburt" – ein etwas irreführender Begriff, weil es in diesem Kampf kein Bewusstsein einer Wiedergeburt nach dem Tode gibt. Man kämpft einfach um sein Leben und den Kampf zu verlieren hat den ewigen Tod zur Folge. Ich denke, dass man der Beschreibung des Bewusstseins in dieser Phase eher gerecht wird, indem man sie als die „Frage von Leben und Tod" bezeichnet.

Syphilitische Menschen (und Arzneimittel) verfügen über starke Persönlichkeiten. Sie sind ihren dunklen Seiten begegnet und haben die Fähigkeiten und Qualitäten entwickelt, die sie zu Führungspersönlichkeiten machen. Die bedrohliche, kranke Seite des Anführers hingegen zeigt sich in der Übersteigerung des Egos, das eine Abspaltung vom Rest der Welt herbeiführt. In der Betrachtung der Schwermetalle werden wir sehen, dass mit zunehmender Schwere der Metalle auch diese Abtrennung zunimmt und die Außenwelt mehr und mehr als feindlich gesinnt empfunden wird.

Der Kampf auf Leben und Tod geht also verloren und das bedeutet für eine vollständig Ego-fixierte Person, dass alles zu Ende ist. Der Gedanke, dass sein Ich über die Grenzen des von ihm bislang wahrgenommenen Ichs hinausragen könnte, ist ihm fremd. Diese Denkweise liefert auch die Begründung dafür, dass die Verschreibung eines syphilitischen Mittels wie beispielsweise Arsenicum album in Fällen angezeigt ist, in denen Menschen, die im Sterben liegen, das Leben nicht loslassen können. So halten sie verzweifelt an ihrer physischen Existenz fest und glauben, sie sei die einzige Manifestation ihres Egos, ohne die sie nicht existieren würden.

Die vorhin erwähnten neurologischen Beschwerden wie Tics, Zuckungen, Krämpfe, Spasmen oder Muskelkontraktionen sind Grof zufolge der Austreibungsphase des Geburtsprozesses zuzuordnen. Die Hauptmittel für diese neurologischen Beschwerden sind syphilitische Mittel, wie zum Beispiel die Schwermetalle, sowie akute Mittel wie Stramonium oder Hyoscyamus. Auch vom Blickpunkt der Pathologie her wird also der Gedanke gestützt, dass das syphilitische und das akute Miasma sehr nahe beieinander liegen, anstatt, wie bislang gelehrt, das akute dem psorischen Miasma chronologisch voranzustellen.

Wie aus den Berichten der Mütter ersichtlich ist, müssen wir immer dann syphilitische Arzneimittel in Betracht ziehen – und zwar entweder schon während der Wehen oder später als Verschreibung für das Kind – wenn das Stadium der aktiven Austreibung des Kindes die hervorstechendste Phase der Geburt darstellt. Die Erfahrungen der Mutter werden dann von Themen wie Gewalt, Kampf, Tod, Feindseligkeit oder Verantwortungsgefühl beherrscht sein. Die genaue Analyse des Schwerpunktes hilft dann bei der Entscheidung, welches der syphilitischen Mittel im Einzelfall angezeigt ist.

Wenden wir uns jetzt den syphilitischen Arzneimitteln und dem Stadium zu, das sie repräsentieren, und beschäftigen wir uns mit der Frage, wie diese Symptome zur Phase des „Kampfes um Tod und Wiedergeburt" innerhalb des Geburtsprozesses passen.

Syphilis	
Basis der Perinatalen Matrix	BPM III
Dynamik zwischen Mutter und Kind	Synergismus
Stadium innerhalb des Geburtsprozesses	Passage des Geburtskanals
Mythische Situation	Erfahrung von Tod und Wiedergeburt Den Drachen töten Kreuzigung
Pathologische Empfindungen	Isolation, Animosität, Egoismus
Erwartungen	Hoffnung

6.6.1 Syphilitische Arzneimittel

Wenn wir einen Blick auf die zu Beginn des Kapitels aufgeführten Konzepte der Syphilis werfen, so wird die Häufung so genannter „tierischer“ Themen augenfällig. Aus dem gesamten Fundus der in der Homöopathie bekannten Tiermittel treten die Schlangen und Spinnen, ergänzt um den Skorpion (Sherr), am stärksten hervor. In diesem Kapitel werde ich ihre wichtigsten Vertreter vorstellen. Obwohl das Repertorium nur sehr begrenzte Anhaltspunkte für ihre Verknüpfung mit dem Geburtsprozess als solchem bietet, so stellen ihre Leitsymptome doch eine sehr solide Verbindung mit den Themen der BPM III her, dem Kampf um Tod und Wiedergeburt.

6.6.2 Lachesis muta – Du gehörst mir

Der Wechsel aus der sykotischen in die syphilitische Situation bringt eine Veränderung sowohl der Einstellung als auch des Verhaltens mit sich.

- Bestimmtheit
- Hoffnungsvoll
- Aktivität, hyperaktiv

In Lachesis wird sichtbar, wie die Veränderung hin zu einer positiveren Einstellung zu sich selbst auch in eine verzerrte Eigenwahrnehmung umschlagen kann, sofern diese Veränderung unausgeglichen verläuft.

- Überheblich, arrogant
- Selbstgefälligkeit, Selbstüberschätzung
- Selbstsucht, Egoismus
- Geschenke für seine Ehefrau oder seinen Sohn, Ehemann macht keine
- Eifersucht; närrisch wie unbezähmbar, ebenso
- Eifersucht; Töten, verleitet zum

Als Resultat all dieser Gefühle wird die Welt zu einem bedrohlichen Ort.

- Wahnidee; verletzt zu werden, in Zukunft; Freunden, von seinen
- Wahnidee; Verschwörungen gegen ihn im Gange, es seien
- Furcht; vergiftet zu werden
- Wahnidee; verletzt zu werden, in Zukunft
- Wahnidee; verfolgt, er werde; Feinden, von

- Wahnidee; nachspioniert, ihm werde
- Träume vom Tod
- Wahnidee; ermorden; jemanden, er müsse

Das Festklammern am eigenen Ego resultiert in Isolation und lässt die Furcht entstehen, dass der Verlust des Egos mit der Vernichtung der Persönlichkeit gleichzusetzen ist.

- Wahnidee; verlassen, im Stich gelassen
- Wahnidee; gehasst zu werden
- Wahnidee; verdammt zu sein, meint
- Zweifel, voller; Seelenheil, am
- Wahnidee; liege im Sterben, er selbst
- Furcht; Erstickung, vor
- Bewusstlosigkeit; Koma; Entbindung, bei
- Psychose, Wahnsinn; Entbindung, während

Themen wie Gewalt, Feuer, Sexualität, vulkanische Ekstase und Religion, die Grof als dem Kampf um Tod und Wiedergeburt zugehörig beschrieben hat, werden in Lachesis klar erkennbar.

- Wahnidee; Feuer, sieht
- Laszivität, Lüsternheit
- Delirium, erotisch
- Geschwätzigkeit, Ekstase, mit
- Lebhaft, munter
- Religiöse Störungen

Während dieser Phase der Geburt, in der zunächst der Kopf in den Geburtskanal eintritt, wird die Erlebniswelt des Kindes von einem Gefühl enormer Einschnürung dominiert. Wenn sich dazu noch die Nabelschnur um den Hals legt, verstärkt sich diese Empfindung ganz erheblich. Man sollte in solchen Situationen auf jeden Fall die Schlangenmittel in Betracht ziehen.

6.6.3 Tarantula hispanica – Geschäftige Netz-Spinnerin

Auch die Themen von Tarantula bewegen sich im Spannungsfeld von Gewalt, Sexualität und Ekstase.

- Delirium, Raserei, Tobsucht
- Plötzlicher Impuls zu töten
- Psychose, Wahnsinn; sexuell
- Lebhaftigkeit

Im Umgang mit der von ihr als gefährlich empfundenen Welt bedient sich Tarantula der Drohung und Täuschung, um selbst am Leben zu bleiben.

- Furcht; Berührung, vor
- Wahnidee; angefallen zu werden, gleich
- Tod, Qualen vor dem
- Zerstörungswut, verschlagen
- Verstecken, Verlangen sich zu; Furcht, aus, angegriffen zu werden
- Vortäuschen, Krankheit
- Falsch, hinterlistig, trügerisch, verschlagen
- Psychose, Wahnsinn; droht mit Zerstörung und Tod

Die erhöhte Aktivität dieser Geburtsphase spiegelt sich in den Symptomen von Tarantula.

- Aktivität, hyperaktiv
- Geschäft, Unternehmung; Verlangen nach
- Geschäftig; ergebnislos
- Tanzen; Verlangen zu, wild

Wie auch bei anderen syphilitischen Mitteln finden sich in Tarantula Symptome, die schon auf die nächstfolgende Phase hindeuten, die Erfahrung von Tod und Wiedergeburt. Ableiten lässt sich dies aus der Sensibilität gegenüber Farben und dem Verlangen, nackt zu sein (vgl. dazu auch das Kapitel zum akuten Miasma).

6.6.4 Platinum – Einsam an der Spitze

Die Schwermetalle gewähren durch ihre Abfolge innerhalb des Periodensystems der Elemente einen wunderbaren Einblick in die unterschiedlichen Aspekte des syphilitischen Miasmas.

- Wahnidee; geschnitten, zwei Hälften, in
- Furcht; erhängt zu werden; erwürgt zu werden
- Furcht; geschehen, etwas werde; Metrorrhagie, Uterusblutung, bei
- Grauenhafte Dinge, traurige Geschichten, stark angegriffen durch; Gedanken, ihre eigenen, während der Wehen
- Getötet zu werden, Verlangen; Menses, während
- Angst; Entbindung, während
- Wahnidee; eng, alles erscheint zu
- Blut oder Messer ansehen, kann kein

Aus all diesen Symptomen spricht die enge Verbindung zwischen Platinum und der Austreibungsphase der Geburt, in welcher Elemente wie Erstickung, Gefahr für das eigene Leben oder Blut eine herausgehobene Rolle spielen.

- Träume, nach Hilfe rufen

Ist es nicht merkwürdig, dass ausgerechnet dieser Mensch, der von seiner Umgebung als arrogant und überaus stolz empfunden wird, nach Hilfe ruft? Wenn man im Periodensystem die Reihe der Schwermetalle verfolgt, tritt die zunehmende Isolation des Menschen, der nach Unterstützung, einer helfenden Hand oder einem Freund ruft, deutlich zutage. Kristallisation und Verhärtung des Egos verschaffen zwar eine gewisse Stärke, führen aber zwangsläufig auch in zunehmende Isolation.

- Wahnidee; groß, größer, er sei
- Wahnidee; fremd, eigenartig; alles erscheint; schrecklich, und

Hier zeigen sich einige der Gefühle, die ein Kind unmittelbar nach der Geburt empfindet. Wir werden uns mit ihnen noch eingehender im Kapitel über das akute Miasma beschäftigen.

- Wahnidee; Ort; keinen Ort auf der Welt zu haben, meint; allein, Welt, auf der
- Verlassenheitsgefühl; denkt, sie sei auf der Welt alleingelassen
- Wahnidee; gewürdigt, gebührend geschätzt, sie werde nicht

- Wahnidee; lebenswert, hält sich für nicht

Diese Rubriken illustrieren deutlich die empfundene Isolation.

- Wahnidee; Familie, zugehörig, fühlt sich nicht zur eigenen
- Hochmut, Arroganz; Schreck, nach
- Liebe; sich selbst, zu
- Wahnidee; vornehme, adlige Person, hält sich für eine

Diese sehr „egoistischen“ Züge des Mittels verstärken die Isolation nur noch mehr. Sich überlegen zu fühlen verringert zwar den durch die Isolation entstandenen Schmerz geringfügig, verstärkt jedoch andererseits die Isolation umso mehr.

- Ärger; schlägt Freunde
- Töten, Drang zu; geliebte, nahestehende Menschen
- Wahnidee; Feind, jeden für einen, hält
- Wahnidee; Tod, bevorstehender
- Furch; ermordet zu werden
- Angst; höchsterfreuliche Dinge, durch
- Angst; Vulva, mit wollüstigem Kribbeln der
- Grausamkeit, Brutalität, Unmenschlichkeit; Religiosität, mit

In Platinum verkörpert sich die starke sexuelle Energie des „Kampfes um Tod und Wiedergeburt“, unter Einbeziehung aller möglichen, oft bizarren Erscheinungsformen. Der Kampf ist in dem Moment gewonnen, in dem das Kind den Bauch verlässt und der äußerliche Druck von ihm weicht. Aus diesem Zusammenhang erklärt sich auch das charakteristische Platinum-Gefühl von Vergrößerung und Schwellung. Eine Pathologie wird entstehen, wenn er sich gefangen sieht zwischen starkem Ekel, den er bei dem Gedanken an den Ort empfindet, den er gerade verlassen hat und einem andererseits nahezu unkontrollierbaren Impuls, in eben diese Umgebung zurückzukehren. Die Sexualität von Platinum wird demzufolge sowohl durch Leidenschaft als auch durch Aggression geprägt sein, wobei letzteres sogar zu dem Impuls führen kann, den eigenen Partner zu töten.

Fall 33

Ein 29 Jahre alter Mann leidet unter chronischen Angstzuständen und aggressiven Impulsen. Dass ich offensichtlich Schwierigkeiten hatte, sein Mittel zu bestimmen, bemerkte ich, nachdem mehrere meiner Verschreibungen erfolglos blieben, so dass ich mich insgeheim eines Tages fragte „Wer zum Teufel bist du?"

In diesem Moment spürte ich, wie ich im Verhältnis zu ihm immer kleiner wurde – und da dämmerte es mir, dass er Platinum war. Das Mittel half ihm dann über mehrere Jahre, bis er ein Folgemittel benötigte. Obwohl mir keinerlei Informationen zu seiner Geburt zur Verfügung standen, deutete seine Sprache und Art, sich auszudrücken, sehr direkt auf die Geburt, und hier besonders auf ihre letzte Phase hin: „Ich muss durch etwas hindurch ... Ich muss immer mitten durch den ganzen Mist ... Ich muss immer mit dem Kopf durch die Wand ... Ich empfinde mich zugleich als Täter und als Opfer."

6.6.5 Aurum – Verantwortung

- Entfliehen, versucht zu; Fenster, aus dem
- Suizidalität, Entbindung, während

Symptome sind immer Hinweise auf die Versuche eines Organismus, den Zustand der eigenen Gesundheit wieder herzustellen. Auch das Symptom der suizidalen Disposition von Aurum fällt letztlich unter diese Definition. In der Erinnerung des Individuums war es der Moment des Sterbens, der dem Leiden im Geburtskanal ein Ende setzte. Nach diesem Tod kam die Wiedergeburt und die Liebe und Fürsorglichkeit einer zärtlichen Mutter.

- Arrogant, hochmütig
- Hohe Orte agg.
- Wahnidee; gewürdigt, gebührend geschätzt, sie werde nicht
- Wahnidee; Vertrauen in ihn verloren, Freunde hätten alles
- Wahnidee; verlassen, im Stich gelassen

Aurum ist fähig und zuverlässig – eine Persönlichkeit, die große Verantwortung tragen kann. Aber die Stärke dieses Egos kann auch zu seiner Schwäche werden. Zeichen von verletzter Ehre deuten auf ein stolzes und deshalb auch verwundbares Ego hin.

- Wahnidee; verfolgt, er werde; Feinden, von

Die Gefahr aus der Außenwelt wächst immer mehr. Platinum hat die Feinde bereits gespürt, Aurum fühlt sich jetzt von ihnen verfolgt.

- Wahnidee; Vorwurf zu verdienen, meint seine Pflicht vernachlässigt zu haben und
- Wahnidee; gelingen, nichts werde; meint, alles falsch zu machen
- Wahnidee; wertlos, sei
- Verzweiflung, religiös
- Beten

Diese Symptome passen zur Endphase des Kampfes um das Leben, in der es scheint, als seien alle Anstrengungen vergebens gewesen.

- Panik, große Angst mit innerer Unruhe; Selbstzerstörung, steigern sich bis zur
- Verzweiflung, Schmerzen bei
- Suizidalität, Schmerzen, aufgrund von
- Fröhlichkeit, Heiterkeit, Ausgelassenheit; Tod, beim Denken an den

Aurum hat in diesem Kampf alles gegeben, dennoch verliert er am Ende. Hier entstehen die Wahnideen, verdammt zu sein, seine Pflicht vernachlässigt zu haben oder nicht über die Fähigkeiten zu verfügen, die man benötigt, um in der Welt zu bestehen. Alle seine Freunde haben das Vertrauen in ihn verloren und alle Welt hat ihn verlassen. Er hat versagt. Er wird gewalttätig und anfällig für suizidale Gedanken.

Fall 34

Im Fall eines kleinen Jungen, der ein klares Aurum-Bild zeigte, war die Geburt recht problemlos verlaufen. Diesbezügliche Informationen waren auch weder zur Bestimmung des Mittels notwendig noch deuteten sie auf ein spezifisches Arzneimittel hin. Schwierigkeiten waren lediglich in einer Phase aufgetreten, die mit dem syphilitischen Miasma verbunden ist, und zwar zum Zeitpunkt des Eintritts in den Geburtskanal. Erst hier wurde offenbar, dass die Nabelschnur sich um seinen Hals gelegt hatte und erst von dort entfernt werden musste, bevor der Rest des Körpers geboren werden konnte.

6.6.6 Mercurius – Feind

- Wahnidee; erleidet Höllenqualen, ohne es erklären zu können
- Anarchist, Revolutionär
- Impuls, krankhafter Trieb, gewalttätig zu werden
- Wahnidee; Feind, jeden für einen, hält

Die Welt ist so feindselig geworden, dass nunmehr jeder zum Feind geworden ist.

- Kot, schluckt seinen eigenen

Auf dem Weg, den das Kind unter der Geburt zurücklegt, kann es mit sämtlichen Ausscheidungen des menschlichen Körpers in Kontakt kommen – mit Kot, Blut, Urin und Schleim.

- Schmerzen, brennend, Vagina
- Träume, Feuer

Feuer ist ein dominantes Element innerhalb dieser Geburtsphase. Menschen, die ihre Geburt wieder erleben, berichten oft darüber, ebenso wie Frauen, die während der Wehen ein starkes Brennen in der Vagina empfinden.

- Wahnidee; Vagina, lebende Wesen kriechen in die, nachts
- Entfliehen, versucht zu; Haus heraus, will aus dem; Schreck, nach

Die Idee, aus dem Haus zu fliehen, ist ein Vorgefühl des Moments der Geburt. Das Haus steht hier symbolhaft für den Mutterleib. Auch bei Aurum findet sich die Flucht aus dem Haus durch einen Sprung aus dem Fenster, wobei sich das Element des Hauses noch weitaus stärker in den akuten Arzneimitteln abbildet, die dem realen, akuten Geburtsmoment zuzuordnen sind.

6.6.7 Thallium – Gelähmte Macht

- Schreien, kreischen; Schmerzen, vor
- Suizidalität
- *Scholten:* Versuch, an einer Macht festzuhalten, die ihm schon genommen wurde

6.6.8 Plumbum – Verhärtet

- Fötus; Platz, als hätte er nicht genügend
- Betteln, flehen; Linderung, um
- Wahnidee; Gefahr, von; Leben, für sein
- Wahnidee; Mörder, hält jeden in seiner Umgebung für einen
- Wahnidee; ermordet/vergiftet werden, er solle
- Furcht; Annäherung, vor; anderer
- Berührung, Abneigung gegen
- Wahnidee; Verschwörungen gegen ihn im Gange, es seien

Die Feindseligkeit der Umwelt nimmt immer weiter zu. Plumbum bringt das zum Ausdruck, indem er jedermann in seiner Umgebung nicht mehr nur als Feind, sondern jetzt sogar als seinen potentiellen Mörder betrachtet, der in eine Verschwörung gegen ihn verwickelt ist.

- Gesellschaft, Verlangen nach; Freundes, Gesellschaft eines

Und doch zeigt sich, der Verhärtung der Situation zum Trotz, noch dieser Wunsch nach Kontakt, nach der Verbindung zu jemandem, dem er vertrauen kann, einem Freund.

- Erkennt nicht; Angehörigen, die eigenen
- Wahnidee; Puppen, hält Menschen für

Das Ego hat sich in einem solchen Ausmaß verhärtet, dass es gegenüber der Außenwelt nahezu vollständig abgeschottet ist.

6.6.9 Bismuthum – Bankrott

- Wahnidee; fallen, er sei im Begriff zu
- Klammern, Kinder; fasst immer die Mutter an der Hand

Die Hand steht symbolisch für den beruhigenden und Rückhalt vermittelnden Kontakt zur Außenwelt. Die Betrachtung der Abfolge der Schwermetalle im Periodensystem macht deutlich, wie sich die Isolation mit jedem nachfolgenden Arzneimittel weiter verstärkt. Plumbum hat noch Ausschau gehalten nach dem einzigen ihm verbliebenen Freund in der völlig feindlichen Welt. Bei Bismuthum schwächt sich das noch weiter ab, indem er nur noch nach einer Hand sucht, an der er sich festhalten kann.

- *Scholten:* Bankrott der herrschenden Macht

Abgesehen von diesen Schwermetallen der Gold-Serie des Periodensystems existieren noch einige weitere syphilitische Mittel, die wir im Zusammenhang mit der Passage des Geburtskanals betrachten können.

6.6.10 Arsenicum album – Angst vor Vernichtung

- Wahnidee; sterben, die Zeit sei gekommen zu
- Wahnidee; Körper, verwesen, werde
- Wahnidee; ermorden, verschworen, um ihn zu ermorden, andere hätten sich gegen ihn
- Wahnidee; verunreinigen, alles zu, was sie berührt

Hier bildet sich die Idee von immer weiter zunehmender Gefahr ab, die jetzt sogar die Haut durchdringt, den Körper verfaulen lassen wird und damit die ewig währende Dunkelheit und Einsamkeit des Todes bedeutet.

- Wahnidee; verurteilt, verdammt, sei
- Wahnidee; Hängen, will sich erhängen
- Träume von Feuer
- Wahnidee; Feuer, sieht
- Suizidalität, verbrennen durch
- Brennende Schmerzen

Fall 35

Moskowitz schildert in seinem Buch „Homöopathie für Schwangerschaft und Geburtshilfe“ einen Arsenicum-Fall, bei dem während der Austreibungsphase die Nabelschnur dem Hals des Kindes so eng anlag, dass sie geklammert und durchtrennt werden musste, während Schultern und Körper des Kindes noch nicht geboren waren. Das Kind kam bewegungslos und mit Atemstillstand zur Welt.

6.6.11 Nitri acidum – Keine Freude

- Furcht; Tod vor dem, bevorstehenden
- Wahnidee; Krankheit, unheilbare, zu haben, eine
- Wahnidee; Gerichtsprozess, lebe in einem beunruhigenden
- Brennende Schmerzen in der Vagina

Wir haben Nitri acidum bereits unter dem Blickwinkel seiner sykotischen Anteile diskutiert. Er glaubt, jemand anderer trage die Verantwortung für sein schweres Leben. Diesen „Jemand“ bekämpft er vor Gericht und versucht den Richter davon zu überzeugen, dass nicht er, sondern sein Gegner aus dem Paradies vertrieben und zu jenem Leben in der Hölle verurteilt werden müsse, das er bislang geführt hat. Ausdruck seines Zustandes sind die Ängste, sein Tod stehe unmittelbar bevor oder er leide an einer unheilbaren Krankheit.

6.6.12 Fluoris acidum – Kein Halt

- Wahnidee; geschehen, etwas Schreckliches werde
- Wahnidee; Verlobung auflösen zu müssen, meint

Fluoris acidum fühlt die Präsenz einer unbestimmten Gefahr. Die Beziehung zur Vagina ist, ähnlich wie bei Platinum, ambivalent, da die Passage des Kindes durch den Geburtskanal bei der Mutter sowohl sexuelle Erregung als auch große Angst auslösen kann. Die Ambivalenz kann sich auch darin zeigen, dass einerseits große Sehnsucht danach besteht, in die Vagina einzudringen – was zu starker sexueller Erregung führt – andererseits aber kann die Beziehung zum Partner Ängste hervorrufen, so dass sich das Gefühl entwickelt, es sei besser, die Verlobung zu lösen.

6.6.13 Cuprum – Verkrampfter Soldat

Im Übergang von der Sykose zur Syphilis haben wir uns bereits mit Gelsemium und Argentum nitricum beschäftigt, die als Charakteristikum beide das Symptom von Mekonium im Fruchtwasser zeigen (*Diarrhoe durch Erwartungsspannung*). Wenn neben dem Vorhandensein von Mekonium in der Amnionflüssigkeit das Kind auch noch mit einem Atemstillstand geboren wird, so rücken wir dem drohenden Tod näher. Damit nähern wir uns ebenfalls dem Übergang von der Syphilis zum akuten Miasma, wodurch Mittel wie Opium und Cuprum ins Blickfeld geraten.

- Kot, entleert, auf den Fußboden
- Atmung; Asphyxie, Neugeborenes

Zuerst Prinz, dann Bettler, Gefangener und jetzt Soldat. Trotz seiner Angst ist er nach diesen Erfahrungen bereit, sich dem Kampf im Geburtskanal zu stellen, auch wenn dieser ihn womöglich an den Rand des Todes führt.

- Beschwerden in der Schwangerschaft
- Delirium während der Schwangerschaft
- Angst während/nach der Entbindung
- Psychose, Wahnsinn; Entbindung, nach
- Psychose, Wahnsinn; Schmerzen, mit; Abdomen, im
- Furcht; Feuer; fangen, dass Dinge Feuer
- Extremitäten; Krämpfe, Bein, Entbindung, während

Cuprum bereitet sich auf den Kampf vor und die syphilitische Episode des Geburtsprozesses zeigt in der Tat Gemeinsamkeiten mit einem Schlachtfeld. Die akute Bedrohung durch den Tod in der Schlacht kann bei Cuprum zu unfreiwilligem Stuhlabgang führen. Dieses Mittel passt am besten zum Kampf zwischen Tod und Wiedergeburt, zur syphilitischen Phase. Krämpfe, so wie sie bei Konvulsionen oder Asthma-Anfällen auftreten, sind charakteristisch für die BPM III. Es gilt jedoch, genau zwischen sykotischen und syphilitischen Zuständen zu differenzieren. So stellt sykotisches Asthma, wie es bei Natrium sulfuricum oder Medorrhinum auftreten kann, zwar eine Quelle ständiger Beschwerden dar, die akuten Episoden sind jedoch weniger dramatisch als ein Asthma-Anfall vom syphilitischen Typ. Wenn Cuprum einen solchen akuten Anfall erleidet, geht es buchstäblich um Leben und Tod, er ist außerordentlich heftig und verursacht beim Betroffenen große Angst. Eine sykotische Asthma-Attacke hingegen ist nicht lebensbedrohend, sondern ein Zustand, den der Betroffene durchleiden muss.

Fall 36

Ein sechs Jahre alter, sehr präsenter und energiegeladener Junge kommt in meine Praxis. Er ballt seine Fäuste im Schlaf. Er verhält sich, als wenn ihn nichts verunsichern könnte, fordert alle laufend heraus, hat aber große Angst vor Feuer. Gegenüber Ungerechtigkeiten reagiert er sehr sensibel und er ist sehr impulsiv. Er kann sich verhalten, als sei die ganze Welt gegen ihn, worauf er mit Wut reagiert. Er ist extrem ehrlich. Seine Träume handeln davon, dass er erschossen wird. Wenn er im Fernsehen sieht, dass Menschen leiden, sagt er, dass er jetzt dorthin gehen und kämpfen werde. Alle diese Symptome ergeben ein klares Cuprum-Bild. Als die Wehenschmerzen sehr stark wurden und der Zeitpunkt der Geburt heranrückte, zog sich die Mutter in das Badezimmer zurück und schloss die Türe ab. Sie wollte, dass alle anderen verschwinden. Die Geburt war etwas, was sie ganz alleine erledigen musste. Sie konnte es nicht ertragen, von anderen Hilfe angeboten zu bekommen.

- Gesellschaft, Abneigung gegen; meidet den Anblick von Menschen
- Zärtlichkeit, Liebkosungen, Abneigung gegen
- Entfliehen, versucht zu
- Verstecken, Verlangen, sich zu
- Furcht; Annäherung, vor, anderer

Nachdem ihr Sohn zur Welt gekommen war, geriet sie für eine kurze Zeit in Panik und weigerte sich, ihn zu halten. Sie hatte das Gefühl, sie müsse sich zuerst wieder unter Kontrolle haben. Es war alles viel zu schnell für sie gegangen. Aus dem Gedanken der Verantwortung für ihr Kind entstand das Bedürfnis, zunächst einmal wieder ihre Kräfte zu sammeln.

- Angst; Entbindung, nach
- Furcht; Selbstbeherrschung zu verlieren, die

Fall 37

Ein vier Jahre alter Junge leidet unter Epilepsie, wiederkehrenden Pseudokrupp-Attacken und erstickenden Asthma-Anfällen, die Krankenhausaufenthalte notwendig machen. Er hat Furcht vor Feuer, jedoch großen Spaß am Schießen und an Kriegsspielen.

Das Fruchtwasser enthielt Mekonium und er kam mit Atemstillstand zur Welt, was zu einer zerebralen Schädigung führte. Cuprum war das passende Mittel.

- Allgemeines; Konvulsionen, Spasmen, Kindern, bei
- Larynx und Trachea; Krupp, Pseudokrupp
- Atmung; asthmatisch, Zyanose, mit
- Furcht; Feuer fangen, dass Dinge Feuer
- Wahnidee; General, er sei ein
- Kot, entleert, auf den Fußboden
- Atmung; Asphyxie, scheintot, Neugeborenes

6.6.14 Syphilinum – Biologische Kriegsführung

- Wahnidee; Schmutz, schmutzig, er oder sie sei
- Misstrauisch; Abergläubisch; Zwanghafte Verhaltensstörungen
- Waschen, ständig, wäscht sich, Hände, die

Bei Syphilinum hat die Bedrohung durch die Umwelt ein solch extremes Ausmaß angenommen, dass er die Wahnidee entwickelt, so schmutzig und verunreinigt zu sein, dass er sich permanent die Hände waschen und es vermeiden muss, irgendetwas zu berühren. Während der Geburt ist das Baby mit Blut, Schleim, Urin, Schweiß und Kot bedeckt. Syphilinum bringt die im Geburtskanal empfundene Angst um sein Leben später in Verbindung mit allen Gegenständen und Oberflächen, die er berührt, da sich ja Exkremente anderer praktisch überall befinden könnten – auf jeder Türklinke, jedem Wasserhahn, an jeder Hand, die er ergreift und natürlich auf jedem Toilettensitz.

- Verzweiflung, Genesung, an der; Rekonvaleszenz, während

Hier spiegelt sich das der eigentlichen Geburt unmittelbar vorausgehende Gefühl, versagt zu haben, sein Leben zu retten.

- Schlagen, schlägt mit dem Kopf gegen die Wand

Es scheint, als wollte er sich mit Gewalt einen Weg aus dem Haus heraus bahnen. Die Schmerzen, die er seinem Kopf zufügt, führen ihn zurück zu jenem Moment, der seiner Geburt unmittelbar vorausging und er erinnert sich, dass erst nach dem starken Druck auf seinen Kopf das Leid endete und er geboren war. Die Rubrik enthält noch weitere syphilitische und akute Arzneimittel, wie zum Beispiel Belladonna, Hyoscyamus und Arsenicum album.

- Töten, Drang zu
- Alkoholismus

Alkoholismus wird von Grof explizit der BPM II zugeordnet. Der Alkoholismus der syphilitischen Mittel ist jedoch anderer Natur. In der Psora und der Sykose sehnt sich das Individuum nach der im Mutterleib empfundenen Einheit. Der Konsum von Alkohol, Drogen oder Schlafmitteln vermag dieses ozeanische Gefühl wieder wachzurufen. Syphilitische Menschen haben den Übergang vom Leiden zum Tod und dann zur Wiedergeburt in ihrer Erinnerung als ein sehr plötzliches Geschehen erlebt. Demzufolge hat der syphilitische Alkoholismus und andere (potentiell suizidale) Verhaltensweisen, die darauf abzielen, die Grenze zwischen Leben und Tod zu überschreiten, einen gewalttätigeren und destruktiveren Charakter, als er sich bei anderen Miasmen beobachten lässt. Bei der Psora und der Sykose erwarten wir eine Tendenz in Richtung graduell zunehmender suizidaler Maßnahmen, mit deren Hilfe sie sich wieder mit dem Universum vereinigen und das ozeanische Lebensgefühl aus dem Mutterbauch zurückerlangen wollen.

6.7 Übergang von Syphilis zum akuten Miasma

Das akute Miasma ist seinem Charakter nach ein Übergang in sich selbst, wobei noch zu diskutieren wäre, ob von daher noch ein Übergangsstadium zwischen dem syphilitischen und dem akuten Miasma anzusetzen ist. Ausgehend von der Beobachtung, dass die Reise entlang der Abfolge der Miasmen bislang Mittel mit einer zunehmenden Anzahl von Atomen hervorgebracht hat, könnte man nun erwarten, in das Reich der radioaktiven Elemente zu gelangen. Die dort anzutreffenden Elemente stehen in Verbindung mit Begriffen wie Transformation, plötzlicher Veränderung, Zerstörung, DNA, Leben und Tod, Freisetzung enormer Kräfte, Strahlung, Feuer, Hitze, Dekompression und Transzendenz. Gemäß ihres Übergangscharakters zeigen sie Wesenszüge, die sowohl in der Endphase der Syphilis als auch in der beginnenden akuten Sequenz eine Rolle spielen: Einerseits zeigt sich der destruktive und gewalttätige Anteil, welcher dem syphilitischen „Kampf um Tod und Wiedergeburt" zugeordnet ist, andererseits erscheint auch die Idee von Transformation und Transzendenz, die der „Erfahrung von Tod und Wiedergeburt" zu eigen ist (Akutes Miasma, vgl. Kap. 6.8).

Die Homöopathie verfügte bislang über nur wenige Informationen bezüglich der Arzneimittelbilder radioaktiver Mittel. Jeremy Sherr ist es zu verdanken, dass wir uns mit Radium bromatum und Plutonium nitricum an zumindest zwei verlässlichen Prüfungen orientieren können.

6.7.1 Radium bromatum

- Furcht; Alleinsein, Dunkelheit, in der; verlangt nach Licht und Gesellschaft

Dieses Symptom ist von Stramonium bekannt (s. Kap. „Akutes Miasma") und steht für den Weg aus der Isolation des dunklen und gefährlichen Geburtskanals hinaus in das Licht und die Gesellschaft des Lebens.

- Träume; Blut
- Träume; Feuer
- Träume; Urinieren
- Träume; Suizid

Diese Rubriken sind gleichermaßen der syphilitischen als auch der akuten Phase der Geburt zuzuordnen.

- Träume; hellsichtig
- Träume; prophetisch

Hier zeigen sich Charakteristika transpersonaler Natur, die zu Grof's Beschreibung der sich bei der Geburt vollziehenden Eroberung neuer Bewusstseinsbereiche passen.

6.7.2 Plutonium nitricum

- Träume; Blut, Mund, im
- Träume; gefallene Engel
- Träume; Kämpfen, Krieg
- Träume; Tier, er sei halb, halb Mensch

Das letzte Symptom weist auf den Wechsel aus dem Tierreich (syphilitisches Miasma) in den menschlichen Bereich hin (akutes Miasma). (vgl. dazu auch Kap. 7.4.5 und 7.5.4)

- Tantrische Erfahrungen
- Transpersonale Erfahrungen

Hier verdeutlicht sich die Transzendenz der Grenzen des Egos.

- Wahnidee, lang, ausgestreckt zu sein

Dies ist eine physische Empfindung, die sich aus zwei Richtungen deuten lässt. Einerseits ist sie Ausdruck der Reaktion auf den vorhergehenden und langanhaltenden, starken Druck unter der Geburt. Zum anderen beschreibt sie die biologische Realität des Babys, das sich im Geburtskanal zum ersten Mal strecken konnte, nachdem es während der Dilatationsphase in einer zusammengerollten Position verharren musste.

Akutes Miasma

Basis der Perinatalen Matrix	BPM IV
Dynamik zwischen Mutter und Kind	Trennung und Wiedervereinigung Die gute Brust
Stadium innerhalb des Geburtsprozesses	Beendigung der symbiotischen Gemeinschaft
Mythische Situation	Kampf um Tod und Wiedergeburt Der Vogel Phoenix Auferstehung
Pathologische Empfindungen	Wahnvorstellungen von Großartigkeit Akute Gefahr
Erwartungen	Erfüllung

6.8 Akutes Miasma und die „Erfahrung von Tod und Wiedergeburt“

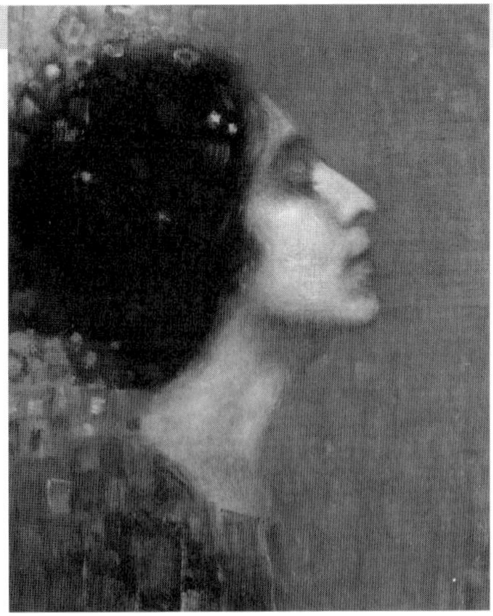

BPM IV: Trennung von der Mutter (Auflösung der symbiotischen Gemeinschaft und Bildung einer neuen Form von Beziehung)

Konzepte des akuten Miasmas

- Reinigende Hitze
- Plötzliche Transformation
- Wiederherstellung der Verbindung mit dem Göttlichen
- Leben nach dem Tode
- Der Vogel Phoenix in seinem brennenden Nest
- Keine Grenzen mehr
- Gewaltige Entlastung
- Ausdehnung des Raumes
- Verwundbarkeit
- Die gute Brust
- Schutz

Grof bezeichnet diese, dem Kampf zwischen Leben und Tod unmittelbar nachfolgende Situation als „Erfahrung von Tod und Wiedergeburt“. Genau in dem Moment, als alle Bemühungen scheinbar fehlgeschlagen sind und das Ego bereits verlöscht, geschieht das Unerwartete: Die Geburt vollendet sich und neues Leben beginnt. Dies ist vergleichbar dem Phoenix, der sich aus den Flammen seines brennenden Nestes erhebt und der seine Wiedergeburt aus dem Ei, das von der Hitze des Feuers bebrütet wurde, erlebt. Dies vollzieht sich plötzlich und sehr rasch. Sämtliche Grenzen fallen, alle Beschränkungen lösen sich von einem Moment zum anderen auf.

Grof wählt hierzu folgende Bilder: „**... gewaltige Entlastung, Ausdehnung des Raumes ... strahlendes Licht und wunderschöne Farben ... Gefühle von Wiedergeburt und Ablösung; Wertschätzung einfachen Lebens; Steigerung der sensorischen Vielfalt; brüderliche Gefühle; humanitäre und wohltätige Tendenzen; gelegentlich manisches Verhalten und Empfindungen eigener Großartigkeit ...**“

Diesen Bildern ordnet er die folgenden psycho-pathologischen Phänomene zu: „**... schizophrene Psychosen (Erfahrung von Tod und Wiedergeburt; messianische Wahnvorstellungen; Elemente, welche die Zerstörung und Wiedererschaffung der Welt thematisieren; Errettungs- und Befreiungsphantasien; Identifikation mit Christus); manisches Verhalten; weibliche Homosexualität; Exhibitionismus.**“

Die Idee von plötzlicher Veränderung, zusammen mit reinigender Hitze, lässt uns unwillkürlich an akute, mit hohem Fieber einhergehende Erkrankungen denken. Anstatt den Beginn einer Krise im akuten Miasma anzusiedeln, dem die Stadien von Psora, Sykose und schließlich Syphilis folgen (Sankaran), legt die Geburtskrise in ihrer Eigenschaft als „Muster“ für alle weiteren Lebenskrisen (Grof) den Schluss nahe, dass das akute Miasma den Endpunkt der Miasmenkette bildet und damit die Transformation anzeigt. Es ist ein chronischer Prozess, der in einer plötzlichen Veränderung endet. Nur indem wir das Leben als zirkulären Prozess betrachten, als das sich ewig weiterdrehende Rad, können wir die scheinbaren Widersprüche dieser beiden Betrachtungsweisen auflösen. So könnten wir das Akute dann als Abschluss des bisherigen und zugleich als Auftakt eines neuen Zyklus’ erkennen.

Unmittelbar nach dem Verlassen des Geburtskanals findet die erste „Inspiration“ statt – ein Sinnbild für den Geist, der in den physischen Körper eintritt und ihn beseelt.

Ich habe in meiner Praxis oft von Fieberträumen gehört, in denen einer drohenden Vernichtung die Rettung in allerletzter Minute gefolgt ist. Solche bedrohlichen Bilder – von etwas, das immer näher und näher kommt, wie ein gigantischer Felsbrocken, der einen zu überrollen droht – sind besonders bei Kindern ganz deutlich verknüpft mit den akuten Arzneimitteln.

Dem Element des Feuers, das mit einer Transformation verbunden ist, begegnen wir auch in der Gestalt des Kundalini-Feuers, bei dem sich die Schlange aus ihrer zusammengerollten Stellung am Fuße der Wirbelsäule den höheren Chakren entgegenstreckt. In diesem Zusammenhang ist es auch interessant, zu beobachten, wie sich das Bild der Schlange verändert – von der teuflischen Schlange des Gartens Eden hin zum Symbol der heiligen Schlange der Erleuchtung.

Eine ähnliche Analogie besteht auch zwischen der Situation des Neugeborenen, das durch die Geburt ins Licht kommt und der mystischen Vorstellung, das „Licht" zu erblicken.

Unmittelbar nach dem Verlassen des Mutterleibes kommt ein Kind ins Licht, es erlebt Raum und Freiheit. Sein Empfang in dieser Welt ist mitentscheidend für seine weitere Entwicklung und seinen Lebensweg. Erfährt es Wärme, Schutz, Liebe und Fürsorge, so sind die Wurzeln für eine gesunde Entwicklung gelegt. Die Erfahrung der „guten Brust" wird die Erinnerung an den „guten Mutterleib" in ihm wachrufen (BPM I, das vor-miasmatische Stadium). Sind seine ersten Eindrücke allerdings von Kälte, Nahrungsverweigerung und Feindseligkeit bestimmt, so finden wir hier die Ursache für Bilder von Drogenmitteln, deren gemeinsames Kennzeichen das Akute ist. Die akuten, mit hohem Fieber einhergehenden Krankheiten der Kinder (das brennende Nest), können aus dieser Perspektive als Abschluss oder auch Vertiefung dieser Erfahrung interpretiert werden. Die Beobachtung, dass Kinder bemerkenswerte Fortschritte in ihrer Entwicklung machen, wenn ihnen die Möglichkeit gegeben wird, diese Zustände ohne unterdrückende Maßnahmen durchleben zu können, untermauert den Gedanken, dass akute Mittel das Potential haben, einem Menschen dabei zu helfen, sich vollständig zu inkarnieren.

Jedoch müssen wir uns zunächst einmal klar darüber werden, was mit dem Begriff des akuten Miasmas eigentlich gemeint ist. Hahnemann hat im §73 seines Organons drei Typen akuter Erkrankungen voneinander unterschieden: akute Erkrankungen als das Aufflammen der Psora sowie epidemisch und sporadisch auftretende Erkrankungen. Letztere wurden von ihm als akute Krankheiten definiert, die verschiedene Menschen an unterschiedlichen Orten, aber im gleichen Zeitraum erfassen. Eine Epidemie hingegen lässt eine große Anzahl von Menschen am gleichen Ort und zur gleichen Zeit erkranken. In all diesen Fällen können akute Mittel, entweder als komplementäre Gabe oder in Form eines Zwischenmittels, indiziert sein, wobei ihre Wirkung auf das akut erkrankte Individuum durchaus den oben besprochenen transformierenden Einfluss haben kann. Wenn ich jedoch von der miasmatischen Konstitution des Akut-Typus spreche, so beziehe ich mich damit auf Menschen, die eines der akuten Mittel als Konstitutionsmittel benötigen. Ihre akuten Erkrankungen sind Aufflammungen ihres chronischen Akut-Zustandes, was wiederum bedeutet, dass es sich hier um einen eigenen Zustand und ein eigenes Miasma handelt. Es ist nicht etwa der zeitweilige Ausdruck eines Zyklus', der innerhalb eines anderen Miasmas angesiedelt wäre, und auch keine vorübergehende epidemische Erkrankung.

6.8.1 Akute Arzneimittel

Es ist interessant, festzustellen, dass es sich bei den Mitteln, die dem Moment des Verlassens des mütterlichen Bauches zugeordnet werden können, in der Hauptsache um stark toxisch wirkende Pflanzen handelt. Allen voran steht Stramonium, das uns auch mit einem sehr reichhaltigen Fundus an Informationen betreffend der Symptomatologie für den Moment der Geburt versorgt. In Betracht kommen darüber hinaus auch noch bestimmte, für Initiationsriten verwendete, heilige schamanistische Substanzen. Einige von ihnen erscheinen einer gründlichen homöopathischen Prüfung würdig. Aus dem Bereich des Periodensystems sind es die radioaktiven Elemente, wie zum Beispiel Uranium, die dem Konzept des akuten Miasmas zugeordnet werden können. Das Tierreich steuert Mittel bei, die mit akut auftretenden und von Hitze und Feuer begleiteten gesundheitlichen Störungen (z.B. Apis) oder mit potentiell tödlichen Bissverletzungen (Spinnen, Schlangen, Skorpione) assoziiert werden.

6.8.2 Stramonium – Alleine in der Wildnis

- Wahnidee; Feuer; Haus in Flammen

Das Gefühl von Brennen in der Vagina ist ein Sinnbild für das brennende Nest des Phoenix.

- Furcht; Tunneln vor

Dieses Symptom steht symbolisch sowohl für den Geburtskanal als auch für den Tunnel, der im Moment des Sterbens erfahren wird.

- Wahnidee; erstickt zu werden, meint
- Wahnidee; liege im Sterben, er selbst; tot, er sei
- Wahnidee; Grab, in seinem
- Furcht; Dunkelheit; Licht, Verlangen nach

Dies illustriert den Weg aus der Dunkelheit des Grabes in das Licht des Lebens.

- Wahnidee; lebendig, und auf der anderen begraben zu sein, meint auf einer Seite

Dieses Symptom beschreibt die Situation des Babys, das sich bereits halb draußen im offenen Raum, zur Hälfte aber noch im Geburtskanal befindet.

- Wahnidee; fallen, klammert sich fest und verlangt, gehalten zu werden

Ein Neugeborenes fällt sozusagen aus dem Geburtskanal, ist glitschig und kann nur schwer festgehalten werden.

- Wahnidee, vergrößert

Dieses Symptom beschreibt die postnatale Dekompression.

- Wahnidee; verändert, alles erscheint
- Wahnidee; neu, alles erscheint
- Wahnidee; fremd, eigenartig, alles erscheint
- Wahnidee; Gesichter, sieht
- Wahnidee; Stimmen, hört
- Wahnidee; berührt, er werde
- Wahnidee, er höre zwei unbekannte Personen miteinander reden

Sind dies mein Vater und meine Mutter?

- Wahnidee; rein, hält sich für
- Wahnidee; nackt, hält sich für
- Wahnidee; blind, hält sich für

Bis zu diesem Zeitpunkt zeigt sich noch keine Pathologie in den Empfindungen des Neugeborenen. Wenn jetzt aber die Erfahrung einer „guten Brust" ausbleibt, wenn Wärme, Schutz, Nahrung und Liebe fehlen, dann wird diese neue Welt, in die das Kind gerade erst eingetreten ist, zu einer Wildnis, in der es nicht mehr sein wird als ein völlig hilf- und wehrloses Opfer für die wilden Tiere in seiner Umgebung.

- Wahnidee; Wildnis zu sein, in einer
- Wahnidee; alleine, immer
- Wahnidee; verlassen, im Stich gelassen
- Isolationsgefühl
- Wahnidee; verletzt zu werden, in Zukunft
- Wahnidee; verschlungen, gefressen; er sei im Begriff, zu werden
- Wahnidee; ermordet; getötet, geröstet und gegessen

Aus diesen Wahnideen von Stramonium ergibt sich eine bemerkenswert präzise Beschreibung der abschließenden Geburtsphase. In der homöopathischen Praxis ist Stramonium eines der Hauptmittel für die Therapie psychischer Probleme, die auf eine traumatische Geburt zurückgeführt werden können – zu denken ist hier beispielsweise an eine Zangengeburt oder die Strangulation durch die Nabelschnur.

Fall 38

Ein sieben Wochen altes Mädchen schreit unablässig, ist ruhelos und schreckhaft. Ihre Geburt musste eingeleitet werden, nachdem die Mutter eine grünliche Flüssigkeit verloren hatte und das CTG einen Abfall der Herztätigkeit des Kindes anzeigte. Daraufhin traten sehr starke Wehen auf, die von einem nochmaligen Nachlassen der Herzaktion begleitet wurden. Nach dem misslungenen Versuch, das Kind mit der Vakuumglocke schnell zur Welt zu bringen, war schließlich doch der Einsatz von Zangen und heftigem manuellen Druck erforderlich. Stramonium beruhigte das Kind auf der Stelle.

- Wahnidee; verletzt zu werden, in Zukunft
- Auffahren, schreckhaft; Schreck und wie durch, vor
- Weinen; Kindern, bei
- Weinen; unaufhörlich

Fall 39

Ein 16 Jahre altes Mädchen klagt über immer wiederkehrende Infektionen des Halses, der Nebenhöhlen, der Blase und der Vagina. Sie leidet oft unter Schwindel und Übelkeit, außerdem fürchtet sie sich vor Dunkelheit und Spinnen und hat Alpträume, in denen es um Tod und Unfälle geht. Auch bei dieser Patientin musste die Geburt aufgrund zu schwacher Herztätigkeit eingeleitet werden, was ebenfalls zu einem Sturm von Kontraktionen geführt hatte. Das CTG zeigte, dass der Zustand des Babys besorgniserregend war, so dass die Entscheidung getroffen wurde, mit der Vakuumglocke die Geburt zu forcieren. Die ersten Tage nach der Geburt schrie sie unaufhörlich und ließ sich nicht beruhigen. Stramonium befreite sie sowohl von ihrer Infektanfälligkeit als auch von den Ängsten.

Fall 40

Ein 43 Jahre alter Mann sucht mich auf. Er ist zwar ausgesprochen sensibel, verhält sich in bestimmten Situationen aber sehr aggressiv und auch destruktiv. Er empfindet andere Menschen manchmal als bedrohlich und sich selbst als „irgendwie anders, fremd, als ein Außenseiter, alleine und isoliert."

Von seiner Geburt weiß er, dass sie wohl ziemlich brutal verlaufen ist. Die Hebamme hatte ihn so hart am Kopf gefasst und aus dem Mutterleib gezogen, dass sie seinen Kopf anschließend von Hand wieder in die richtige Form bringen musste. Stramonium brachte ihn deutlich zur Ruhe.

In Stramonium finden sich aber auch Zeichen einer eher spirituellen Seite, die ebenfalls in der „Tod-Wiedergeburt-Erfahrung" zum Ausdruck kommt. Philip Bailey beschreibt diese Seite so: „Manchmal fühlt sich der Stramonium-Patienten sehr ‚high' mit einem Schub von Energie und dem Gefühl, Gott nahe zu sein."

6.8.3 Belladonna – Heiß und wild

- Wahnidee; Feuer; Haus in Flammen
- Feuer; Brand stecken, will Dinge oder Haus in

- Wahnidee; sterben, Zeit sei gekommen, zu
- Wahnidee; geschnitten, zwei Hälften, in
- Wahnidee; geteilt, zwei Teile, in
- Wahnidee; Körper, herabsinken, werde zwischen den Oberschenkeln

Diese Rubriken beschreiben die Erfahrung der Geburt aus der Perspektive des Neugeborenen, das zwischen den Schenkeln seiner Mutter das Licht der Welt erblickt.

- Wahnidee; von Zuhause fort

Das Haus steht hier symbolisch für den Mutterleib.

- Wahnidee; Riesen, sieht

Dem Neugeborenen müssen die umstehenden Erwachsenen zwangsläufig wie Riesen erscheinen.

- Wahnidee; Gesichter, sieht
- Wahnidee; Körper, vergrößert
- Wahnidee; fremd, eigenartig; vertraute Dinge erscheinen
- Wahnidee; geschaukelt zu werden

Auch diese Symptome stellen wundervolle Beispiele dar, um den Moment der Geburt zu illustrieren. Bereits zu Beginn der Beschäftigung mit diesem Thema hatte ich den Gedanken, dass die chronischen und akuten Miasmen in irgendeiner Form mit der Geburtserfahrung, wie sie von Grof beschrieben wird, in Zusammenhang stehen. Als ich dann aber die Suche nach Bestätigung in den Symptomen der am zuverlässigsten geprüften Vertreter jedes Miasmas aufnahm, geriet ich mehr und mehr in den Bann der Eloquenz all dieser wundervollen Arzneimittel, mit denen wir in der Homöopathie arbeiten.

- Wahnidee; Verletzung; verletzt zu werden, in Zukunft
- Wahnidee; ermordet werden, er solle

Diese Symptome sind sowohl Überreste des Moments, dem die Tod-Wiedergeburt-Erfahrung unmittelbar vorausgeht, als auch Hinweise auf die Erfahrung einer „schlechten Brust“ – das neue Heim ist nicht sicher.

- Wahnidee; Magier, sei ein

Belladonna verfügt auch über eine metaphysische Seite. Bailey schreibt dazu: „Belladonna-Menschen haben oft das Gefühl, sie hätten eine Art magischer oder übersinnlicher Kraft ... er besitzt alle feurigen Qualitäten, wie Inspiration, Enthusiasmus ... gewöhnlich gibt es eine zwanghafte Beschäftigung mit metaphysischen und übersinnlichen Themen sowie den Glauben, man sei im Besitz übersinnlicher Kräfte."

Moskowitz empfiehlt Belladonna für Fälle von Neugeborenen, die neurologische Auffälligkeiten zeigen: offene, starre Augen, dilatierte Pupillen, heißer Kopf und Körper oder bewegungslose, aber zuckende Gliedmaßen. Für die Mutter kommt Belladonna seiner Meinung nach in Betracht beim Auftreten akuter, starker, heißer und hellroter Blutungen, zusammen mit einem hochroten Kopf, erweiterten Pupillen, wildem Blick oder berstenden Kopfschmerzen.

6.8.4 Aconitum – Agoraphobie

- Wahnidee; liege im Sterben, er selbst
- Furcht; Erstickung, vor
- Furcht; engen Raum, in einem, Klaustrophobie
- Furcht; Tunneln, vor
- Tod; Vorahnung vom; sagt die Todeszeit voraus, Entbindung, während
- Wahnidee; Körper, Körperteile; Kopf, groß, zu
- Furcht; Menschenmenge, in einer; öffentlichen Plätzen, vor

Der freie Raum, den das Neugeborene nach der Enge des Geburtskanals erlebt, ist von überwältigender Größe. Wenn dieser Raum als gefahrvoll erlebt wird kann daraus eine Agoraphobie entstehen, die die Furcht vor der großen Welt symbolisiert.

- Wahnidee; von Zuhause fort
- Wahnidee; geschwollen, hält sich für
- Wahnidee; kleiner, hält sich für

Das Gefühl der Schwellung ist eine unmittelbare Folge der postnatalen Dekompression. Die Empfindung, kleiner zu sein, entsteht hingegen aus dem Vergleich mit der überaus gefährlichen Außenwelt.

- Angst, Neugeborenen, bei

Moskowitz empfiehlt Aconitum für Neugeborene, die – vermutlich aus Furcht – mit weit offenen Augen und starrem Blick daliegen und dabei nur schwache oder sogar nicht mehr wahrnehmbare Herztätigkeit zeigen, sowie in Fällen heftiger, plötzlich einsetzender Blutungen nach der Geburt, die von Gewalttätigkeit und Angstzuständen begleitet sind.

6.8.5 Opium – Schock

- Atmung; Asphyxie, scheintot, Neugeborenes
- Rektum; Diarrhoe, Furcht, aus

Alleine schon diese beiden Symptome erheben Opium in den Rang eines wichtigen Mittels für Hebammen und Gynäkologen. Von zusätzlichem Interesse ist noch die Tatsache, dass eine der Substanzen, die aus der Opium-Pflanze gewonnen werden, als Mekonsäure bekannt ist.

- Wahnidee; hinrichten, Leute wollten ihn
- Wahnidee; erstechen, jemand werde ihn
- Furcht, Schwangerschaft, in der; Fehlgeburt, vor einer; in späterer Phase der
- Feigheit

Das Vorgefühl einer drohenden Gefahr, die, wie der Volksmund sagt, einen Menschen „vor Angst in die Hose machen" lässt.

- Tod; Gefühl, zu sterben
- Wahnidee; Feuer, sieht

Beide Symptome tauchen in der Erfahrung von Tod und Wiedergeburt deutlich erkennbar auf (Grof).

- Wahnidee; Körper, vergrößert
- Wahnidee; geschwollen, hält sich für
- Wahnidee; Tastsinn
- Schamlos
- Wahnidee; von Zuhause fort, gelangen, muss dorthin

Dies sind Symptome, die uns an die anderen, bereits vorgestellten akuten Arzneimittel erinnern.

- Panik, große Angst mit innerer Unruhe; Schock durch Verletzung, bei

- Klammern, greift nach anderen Personen
- Murren, Konvulsionen, bei puerperalen

Hier zeigt sich der aus der Furcht entstandene Schock.

- Wohltätigkeit
- Wonnegefühl
- Wahnidee; Himmel, sei im
- Verlangen, Wünsche, Drang, Trieb, Begehren; nichts

Diese Symptome verdeutlichen die transzendentale Erfahrung, die Wiedergeburt und Wiedervereinigung mit dem Göttlichen, zusammen mit der Erinnerung an den sicheren Mutterleib.

Fall 41

Ein neun Jahre alter Junge litt unter rezidivierenden Infektionen der Ohren mit Schwerhörigkeit sowie einer verzögerten Auffassungsgabe. Der Junge wurde über neun Jahre hinweg, von kurzen Pausen abgesehen, mit verschiedenen Mitteln homöopathisch behandelt, wobei es jedoch weder mir noch einem konsultierten Kollegen jemals gelang, den Fall zu lösen. Von allen verabreichten Arzneimitteln hatte Baryta sulfurica noch den größten Erfolg gezeigt. Aufgrund der Erfolglosigkeit der homöopathischen Therapie wurden seine Trommelfelle insgesamt dreimal operiert, zuletzt in Verbindung mit einer Tonsillektomie und Adenektomie.

Ein neues Mittel kam erst zum Vorschein, als ich den Fall zusammen mit der Mutter erneut aufnahm, dieses Mal mit dem Akzent auf der Schwangerschaft und Geburt. Während dieser, für sie dritten Schwangerschaft, hatte sie sich extrem müde gefühlt und sich deswegen auch tagsüber viele Stunden zum Schlafen hingelegt. Außerdem fühlte sie sich träge und schwer. Sie hatte 23 kg an Gewicht zugenommen – weit mehr als in den vorangegangenen Schwangerschaften. Verblüffend war, dass sie in jener Zeit zahlreiche sexuelle Fantasien erlebte, die von einem ungewöhnlich starken Drang zur Masturbation begleitet waren, während ihr Interesse an Geschlechtsverkehr unverändert geblieben war.

- Schlaf; Schläfrigkeit, überwältigend
- Allgemeines; Adipositas, Fettleibigkeit

- Hirngespinste, Fantasiegebilde, Marotten; lüstern
- Weibliche Genitalien; Masturbation, Neigung zu

Die Geburt verlief bis auf die Schlussphase weitgehend unauffällig. Hier wurden die Schmerzen dann allerdings so stark, dass sie schreien musste. Trotzdem erlebte sie während dieser Phase ein intensives Wonnegefühl.

- Schreien vor Schmerzen
- Wonnegefühl

Aufgrund der Schmerzen hatte sie große Schwierigkeiten, ihr Becken zu entspannen. Nachdem ihr das dann doch gelungen war, kam ihr Sohn zur Welt. Er war blau angelaufen und entließ in der Sekunde, in der er geboren wurde, Mekonium über die Hebamme.

- Atmung; Asphyxie, scheintot, Neugeborenes
- Rektum; Durchfall, Schreck, nach

Sie erinnert sich heute noch deutlich daran, dass sie ihn am zweiten Tag nach der Geburt plötzlich hatte schreien hören. Sofort war sie zu ihm gelaufen und sah, dass die Krankenschwester ihn badete. Die Mutter prüfte die Wassertemperatur und hielt sie für zu hoch, die Krankenschwester war jedoch anderer Meinung. Eine der sich bis auf den heutigen Tag haltenden Eigenheiten des Jungen ist seine Gewohnheit, mit fast kaltem Wasser zu duschen oder zu baden, da er jede höhere Temperatur als viel zu heiß empfindet.

- Allgemeines; Baden, heiß agg./warm agg.

Zusammen mit all diesen neuen Informationen konnten weitere Symptome die Verschreibung von Opium rechtfertigen. So ist sein Schlaf sehr ruhelos, er schnarcht, redet regelmäßig im Schlaf und schlafwandelt. In seinen ersten Lebensjahren masturbierte er häufig. Er ist immer guter Laune und lacht häufig.

- Hören; Schwerhörigkeit
- Nase; Verstopfung
- Langsamkeit
- Schlaf; ruhelos
- Reden im Schlaf
- Schlafwandeln

- Atmung, schnarchen
- Schwerfälligkeit, Trägheit, Verständnisschwierigkeiten und Begriffsstutzigkeit
- Männliche Genitalien; Masturbation, Neigung zu
- Fröhlichkeit, Heiterkeit, Ausgelassenheit
- Lachen

6.8.6 Hyoscyamus – Verlangen nach Vereinigung

- Delirium, Entbindung, bei
- Weibliche Genitalien; Sexuelles Verlangen; gesteigert, Entbindung, nach
- Psychose, Wahnsinn, Entbindung, nach der
- Feuer; Brand stecken, will Dinge oder Haus in
- Wahnidee; Tieren, von; Pfauen zu jagen

Eines der Bilder, das beim Wieder-Erleben der Geburt auftaucht, ist die Vision von Regenbögen und Pfauen. Die Farben beider Bilder stehen für Transformation.

- Kot; leckt Kuhmist, Schlamm und Speichel auf
- Sprache; benutzt Fäkalsprache
- Psychose, Wahnsinn, sexuell; will nackt sein

In der homöopathischen Literatur wird Hyoscyamus mit Schamlosigkeit in Verbindung gebracht. Dies allerdings ist eine Beschreibung, die aus unserer Position als Beobachter entsteht und die das Verhalten des Patienten wertet. Es ist nicht der Zustand des Patienten. Der Patient will nackt sein, weil Nacktheit in seiner Erinnerung eine der Vorbedingungen ist, die Einheit, die er unmittelbar nach der Geburt erlebt hat, erneut zu fühlen. Oft verspüren Hyoscyamus-Patienten starke Schamgefühle aufgrund ihrer eigenen Impulse. Diese können sogar Gewalt gegen Babys beinhalten.

Fall 42

Eine psychiatrische Patientin meiner Praxis, der es nach der Gabe von Hyoscyamus seit mehreren Jahren gut geht, berichtete mir von ihrem

Drang, Babys zu entführen, sie sexuell zu missbrauchen und dann ihre Köpfe gegen die Wand zu schmettern. Diese Zwänge können als äußere Projektion ihrer Erfahrung als Baby interpretiert werden oder auch als Metapher für ihr inneres Kind. Die Kombination aus sexueller Gewalt verbunden mit dem Impuls, zu töten, gehört zur Endphase der Geburt, zum Übergang vom syphilitischen zum akuten Miasma. Eine Bestätigung dafür findet sich in der Idee, den Kopf gegen die Wand zu schlagen.

- Schlagen; schlägt mit dem Kopf gegen die Wand
- Sexuelles Verlangen, gesteigert, Entbindung, während
- Töten, Drang zu
- Wahnidee; Hochzeit, von einer

Hyoscyamus erlebt einen sehr starken Drang, sich auf einer tiefen Ebene mit der Person, die er liebt, zu vereinen. Diese Intensität des Kontaktes müssen sie spüren – er ist für sie wie eine Frage von Leben und Tod. In gewisser Weise sind sie damit dem Partner gegenüber sowohl verwundbar als auch von ihm abhängig, ähnlich wie es ein Baby gegenüber seiner Mutter ist. Hyoscyamus will total in seinem Gegenüber aufgehen, will keine Grenzen spüren, Eins sein. Abweichungen im Sexualverhalten verdeutlichen ihre Versuche, mit allen nur denkbaren Mitteln die ersehnte Einheit auch zu erreichen.

- Wahnidee; blind, hält sich für
- Wahnidee; Ort; falschem, an, will aber nicht nach Hause gehen
- Wahnidee; verletzt zu werden, in Zukunft
- Wahnidee; fremd, eigenartig, vertraute Plätze erscheinen

6.8.7 Veratrum album – Messias

- Hochmut, Stolz, Überheblichkeit; Schwangerschaft, während
- Wahnidee; Geburtswehen vor, täuscht, oder meint Wehenschmerzen zu haben
- Wahnidee; Feuer, Welt stünde in Flammen

Ebenso wie das Nest des Phoenix erst brennen muss, damit er als neuer Vogel geboren werden kann, so muss auch die Welt in der Apokalypse zuerst in Flammen stehen, damit das „Neue Jerusalem“ auf die Erde hernieder kommen kann.

- Wahnidee; Einfluss zu stehen, meint unter einem mächtigen
- Wahnidee; Gott, Verbindung mit, er stehe in

Grof: „**Messianische Wahnideen, Elemente von Zerstörung und Neuerschaffung der Welt, Rettung und *Buße*, Identifikation mit Christus**“.

Wenn es in der Homöopathie ein Mittel gibt, das diese Zustände abbildet, dann ist es Veratrum album.

Dieses Mittel lässt in der Tat eine sehr starke Verbindung zu Aspekten spiritueller Transformation erkennen. Wie bei allen anderen behandlungsbedürftigen Zuständen geht es auch hier nicht um eine spezifische Wahrnehmung, die falsch wäre, sondern um die Verwirrung, die aus der Vermischung dieser Wahrnehmung mit der alltäglichen Realität entsteht.

Vor einigen Jahren erlebte ich selbst, für mich völlig unerwartet, im Rahmen eines Workshops von Stanislav Grof die Rückführung in die Zeit meiner eigenen Geburt. In seiner Atemarbeit, der so genannten Holotropen Therapie, wird keinerlei Zielrichtung in Bezug auf irgendeine anzustrebende Erfahrung vorgegeben. Plötzlich tauchten Bilder des Ozeans in mir auf – ich befand mich unter Wasser, um mich herum schwammen wunderschöne Quallen und andere farbenprächtige Meeresgeschöpfe (die Ur-Verbindung; vor-miasmatisches Stadium).

Dann veränderte sich die Szenerie. Ich lag auf dem Grund eines gefüllten Schwimmbeckens und sah von dort aus einer Griechin zu, die draußen auf dem Rand des Beckens balancierte. Mir wurde bewusst, dass meine Arme und Beine angekettet waren und ich mich weder bewegen noch atmen konnte (kein Ausweg; Sykose). Dann kam ich zu dem Punkt, an dem ich die Situation nicht länger aushalten konnte. Unter enormer Kraftanstrengung befreite ich mich aus dieser Position, wobei mein Körper mit einem Mal rückwärts schnellte (der Kampf um Tod und Wiedergeburt; Syphilis). Im nächsten Moment spürte ich sehr realistisch, dass ich aus dem Geburtskanal rutschte, wobei ich auf meinem Weg mehreren göttlichen Wesen begegnete, die mir wie Torwächter erschienen (Erfahrung von Tod und Wiedergeburt; akutes Miasma).

Es scheint, als sei bei Veratrum album die Erinnerung an die Verbindung mit dem Göttlichen noch sehr lebendig – fast so, als lebe er immer noch in diesem Moment und projiziere dieses Erleben auf seine gegenwärtige Situation. Laut Grof scheint diese Idee, auf irgendeine Art immer noch in einer bestimmten Phase der Geburt fest zu stecken, bei vielen von uns, wenn nicht sogar bei allen Menschen, präsent zu sein. Dieser ganz spezifische Abschnitt bildet dann die Kernerfahrung, das Muster unseres Lebens. Alle Begebenheiten späterer Lebensabschnitte, die dieses Bild wieder mit Leben erfüllen, eröffnen uns die Möglichkeit, diesen Aspekt unserer Individualität jetzt in völliger Bewusstheit zu erfahren, so dass wir uns fortentwickeln und zu mehr Freiheit und Kreativität gelangen können.

- Kot; schluckt seinen eigenen
- Zerstörungswut, Destruktivität; Kleidung, an; zerschneidet sie

Bevor eine neue Welt erschaffen werden kann, muss zuvor die alte zerstört werden – die Zerstörung dessen, was unser wirkliches Ich verhüllt.

- Entfliehen, versucht zu; Meningitis cerebrospinalis, bei

Ein erneutes Symbol für das Verlassen des mütterlichen Bauches.

- Wahnidee; blind, taub und stumm

Hier begegnen wir dem Neugeborenen, das noch keinen vollständigen Gebrauch von seinen Sinnen machen und sich noch nicht verständlich machen kann.

- Mürrisch, verdrießlich; Manie, bei; Entbindung, nach der
- Schamlosigkeit nach der Entbindung
- Heirat, Eheschließung; besessen von dem Gedanken an, sexuell erregte Mädchen sind

Sie brauchen, ähnlich wie Hyoscyamus, die Vereinigung und die Wiederherstellung der heiligen Ehe.

6.8.8 Die Uranium-Reihe

Jan Scholten formuliert folgende Themen für den Bereich des Periodensystems, den er die Uranium-Serie nennt und in der die Elemente von Francium zu Plutonium und darüber hinaus zu finden sind:

- Magier, Prophet, Schamane
- Unerkannte Kraft
- Welt, Universum
- Intuition, Hellsichtigkeit
- Hohes Alter

Pluto, der antike Gott der Unterwelt, des Hades, entführte Persephone von Demeter. Bevor er sie zu Demeter zurückkehren ließ, wozu Zeus ihn gezwungen hatte, gab Pluto ihr jedoch Granatum, den Apfel, der bewirkte, dass Persephone fortan jeden Winter freiwillig zu ihm zurückkehrte. Diese Geschichte weist deutliche Parallelen zum Verlust des Paradieses auf, das verloren ging, nachdem Adam und Eva vom Teufel in Gestalt der Schlange ein Bissen des Apfels vom Baum der Erkenntnis angeboten worden war. Die radioaktiven Elemente scheinen das Glied in der Kette zu sein, das den Kreis schließt. Die schwersten Elemente, wie Plutonium, überstrahlen die leichteren, wie Helium – die Unterwelt begegnet dem Paradies. Enorme Kraft und Licht sind in den dunklen Kernen jener Elemente der Unterwelt eingeschlossen. Diese Energie kann auf verschiedene Weise genutzt werden. Sie kann erschaffen und verändern oder auch zerstörerisch wirken, und beides sowohl auf individueller als auch auf globaler Ebene. Die Entscheidung darüber liegt bei uns, ebenso wie die Verantwortung für die getroffene Wahl.

Die folgenden Symptome aus einer Prüfung von Plutonium nitricum (Jeremy Sherr) zeigen diese beiden Möglichkeiten:

- Wahnidee; Erde explodieren, sieht die
- Verzweiflung, Welt, für die
- Träume; apokalyptische; versucht, die Welt zu retten
- Wahnidee; Dunkelheit, Ausgleichen des Lichts mit der
- Träume; Tod; Leben, Tod und Leben nach dem Tod
- Wahnidee; geboren, fühlt sich wie neugeboren
- Träume; Liebe, Gefühle großer

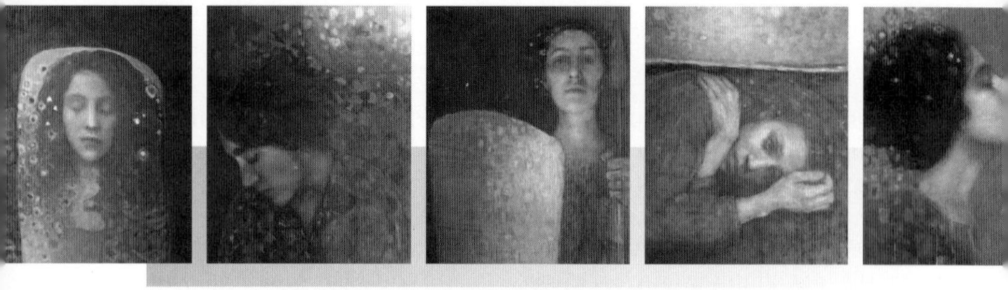

7 Miasmen und der Prozess der Individuation

Als ich den Punkt erreicht hatte, an dem ich von der Analogie zwischen dem Geburtsprozess und dem Wesen der Miasmen überzeugt war, entstand eine neue Frage: Die Analyse der Geburt zeigt unzweifelhaft, dass es sich um einen evolutionären Prozess handelt. Eine Analogie würde die Schlussfolgerung nahe legen, dass die Miasmen ebenfalls in Verbindung mit einem evolutionären Geschehen stehen. Die Abfolge der Miasmen allerdings – von der Psora über die Sykose zur Syphilis – wird im allgemeinen als ein Weg fortschreitender Zerstörung aufgefasst. Diese beiden Beobachtungen scheinen im Widerspruch zueinander zu stehen. Diesen Widerspruch gilt es zu klären, weil andernfalls die gedankliche Verbindung, die ich zwischen den Miasmen und dem Individuationsprozess hergestellt habe, nicht existiert. Wie können beide Beobachtungen zusammengefügt werden? Welches ist das große Bild – wenn es denn überhaupt eines gibt – das ein Bindeglied für diese scheinbare Kontroverse darstellt?

In meiner Einleitung habe ich die folgenden Fragen gestellt: Ist es wahr, dass Krankheit, und damit auch die Miasmen, uns daran hindern, „die höhern Zwecke unsers Daseyns zu erfüllen“ (Organon §9)? Ist es wahr, dass der Weg von Psora über die Sykose zur Syphilis per definitionem Zerstörung in sich trägt?

Viele Menschen waren nach einer Erkrankung gesünder, als sie es zuvor gewesen sind – übrigens auch ohne homöopathische Behandlung und manchmal sogar dank oder auch trotz allopathischer Therapie. Und mit „gesünder“ meine ich, dass sie nach der Krankheit besser dazu in der Lage waren, den höheren Zweck ihres Daseins zu erfüllen als zuvor. Ich habe das Gefühl, dass es in der Bewältigung einer Krankheit darum geht, einen neuen Zustand zu erschaffen und nicht, den vorherigen Zustand wieder herzustellen. Das bedeutet aber, dass §9 des Organon einer neuerlichen Betrachtung unterzogen werden muss. Aus einer bestimmten Perspektive heraus betrachtet scheint es, als ob Krankheit uns davon abhielte, die höheren Zwecke des Lebens zu erfüllen. Aus einer breiteren Sicht lässt sich aber auch das genaue Gegenteil formulieren, dass nämlich erst durch die Nicht-Erfüllung der höheren Lebenszwecke Krankheit entsteht.

Krankheit kann uns an der Erfüllung unseres Lebenszweckes hindern und die Nicht-Erfüllung dieses Zweckes kann Krankheit auslösen.

Wenn wir anerkennen, dass eine Krankheit die Erkenntnis befördern kann, dass wir uns momentan abseits unseres individuellen Lebenspfades bewegen, lässt sich der gerade formulierte Gedanke auch so darstellen:

Krankheit kann uns dabei helfen, die Veränderungen in Gang zu setzen, die notwendig sind, um die höheren Ziele des Lebens zu erreichen.

Ich denke, dass unser Verständnis von den Miasmen einer Überarbeitung bedarf, dass es erweitert werden muss. Und diese Veränderung der Wahrnehmung muss dann auch die scheinbaren Widersprüche vereinen – einerseits die Wahrnehmung der Miasmen als Abfolge von Zuständen konstant abnehmender Gesundheit und andererseits eine evolutionäre Vision von Leben, in der die Miasmen eine entscheidende Rolle spielen.

Leben ist ein Prozess und das Durchleben der verschiedenen Phasen dieses Prozesses ist ein natürlicher Vorgang. Wenn wir Schwierigkeiten mit der Bewältigung einer dieser Stufen haben, so entstehen Symptome, die jedoch wieder verschwinden, sobald wir diese Zeichen richtig gedeutet und unser Verhalten danach ausgerichtet haben. Es existiert also ein Prozess und Krankheit entsteht aufgrund einer Behinderung dieses Prozesses. In Bezug auf die Miasmen gilt es zu verstehen, dass sie in der Form, in der sie von Hahnemann formuliert wurden, lediglich den erkrankten Zustand beschreiben. Die in den letzten Jahrzehnten gewonnenen Einsichten bezüglich Gesundheit und Krankheit versetzen uns heute in die Lage, die Miasmen mit den verschiedenen Phasen des Individuationsprozesses der Menschheit zu verknüpfen. Wenn man diesen Schritt gedanklich nachvollzieht, wird erkennbar, auf welche Weise jedes einzelne Miasma mit einer spezifischen Phase des Lebensprozesses korrespondiert. Das bedeutet auch, dass jedes Miasma mit dem spezifischen Krankheitszustand über eine Obstruktion innerhalb der jeweiligen Phase des Lebensprozesses verbunden ist.

Miasmen sind die Schattenseiten der Stufen des Evolutionsprozesses.

Ich behaupte, dass es für uns Menschen, die durch einen evolutionären Prozess hindurchgehen, absolut natürlich, ja vielleicht sogar unabwendbar und notwendig ist, den Miasmen zu begegnen, damit diese uns helfen, dem eigenen Weg zu folgen. Und ich behaupte weiter, dass dies in sich noch nicht Krankheit bedeutet, sondern vielmehr mit einem natürlichen Individuationsprozess zusammenhängt, mit Gesundheit, Wachstum und Transformation – und damit zum Zirkel des Lebens gehört, dem Werden, der Geburt, dem Tod und dem Vergehen.

Diese Aussage erscheint auf den ersten Blick recht verwegen. Die Miasmen als notwendig zu betrachten ist ein Standpunkt, der dem vorherrschenden Verständnis ihrer Natur als Geißel der Menschheit fundamental widerspricht. Und doch sind sie erforderlich für die Entwicklung unserer wahren Persönlichkeit. Solange wir uns in dieser Entwicklung befinden, brauchen wir alle Gegensätzlichkeiten. Die Miasmen ermöglichen den Kampf, der uns in Kontakt mit der eigenen Unbesiegbarkeit bringt; sie hüllen uns in Dunkelheit, wodurch wir das Licht unserer Seele wiederentdecken und lassen uns auch Zerstörung erfahren, was uns das Bewusstsein der Unzerstörbarkeit der eigenen, ewigen Existenz ermöglicht.

Ich bin ebenfalls davon überzeugt, dass die Schäden aus fehlgeschlagenen Entwicklungen dieser Phasen umso gravierender sind, je weiter der Prozess fortgeschritten ist – sowohl auf individueller als auch auf transpersonaler Ebene. Aus der Perspektive der ausschließlichen Betrachtung der Schattenseite (oder des Miasmas) dieser Phasen wird sichtbar, warum die Miasmen bislang ausschließlich als Abfolge stetig fortschreitender Krankheitstiefe verstanden werden.

Lassen Sie mich dies anhand eines einfachen Beispiels verdeutlichen: Wenn wir einen Berg besteigen und zu Beginn des Weges ins Stolpern kommen, entstehen daraus für gewöhnlich keine ernsten Gefahren. Stolpern wir jedoch kurz vor Erreichen des Gipfels, können die Folgen gravierend sein – sowohl für uns selbst als auch für unsere Begleitung.

Ein weiteres Beispiel: Die Schwierigkeiten eines einzelnen Arbeiters eines beliebigen Landes haben bedeutend weniger Auswirkungen auf das Volk und das Land als die Schwierigkeiten des Königs dieses Landes.

Indem der Mensch die verschiedenen Entwicklungsstufen des Lebens durchläuft, erfährt er einen Zugewinn an Verantwortung, Fähigkeiten und Kreativität. Dies hat zunehmend Auswirkungen auf den Zustand des

Individuums, was wiederum bei ihm persönlich als auch im ganzen System Spuren hinterlässt. Ein guter Bauer wird seiner Familie ein Leben im Wohlstand bescheren, während ein schlecht arbeitender Bauer seine Familie in Hunger und Not stürzt. Ein guter König bedeutet Reichtum für sein Volk, wohingegen ein unausgeglichener Herrscher sein Volk leicht ins Verderben führen kann.

Ein politischer Führer, der es liebt, mit dem Feuer zu spielen, vermag ein Unglück ungeheuren Ausmaßes anzurichten, gegenüber dem sich die Zerstörung, die durch das Spielen eines Kindes mit Zündhölzern entstehen kann, vergleichsweise trivial ausnimmt.

Im Allgemeinen wird das Fehlverhalten eines Individuums innerhalb einer Gesellschaft einen ständig zunehmenden Effekt auf die gesamte Gemeinschaft haben – abhängig von der gesellschaftlichen Position dieses Individuums. Der Einfluss, den ein Individuum auf seine eigene Gesundheit und auf die Gesundheit der Gesamtgesellschaft ausübt, verstärkt sich mit dem Fortschreiten der Entwicklung. Je nachdem, wie er mit den Kräften umgeht, die ihm mitgegeben sind, wird aus seinem Handeln großer Nutzen oder großes Unglück entstehen. Auf der Ebene des Gesundheitszustandes des Individuums wird aus einem Ungleichgewicht eine Folge von Krankheiten zunehmender Schweregrade resultieren. Aus diesem Umstand erklärt sich, warum bei denjenigen Miasmen, die mit den höheren Stufen der psychischen Entwicklungsprozesse korrespondieren, eine Zunahme der Tiefe der Erkrankungen beobachtet wird.

Ein Ungleichgewicht in höheren Stadien der Evolution hat weitreichendere Konsequenzen – von daher zeigt das korrespondierende Miasma tiefere Krankheitszustände.

Bevor wir uns mit den verschiedenen Phasen des Individuationsprozesses beschäftigen, sollten wir zunächst einen Blick auf die verschiedenen Perspektiven, aus denen wir diese Phasen analysieren werden und auf den Ausgangspunkt dieses evolutionären Prozesses werfen.

7.1 Prä-Individuation

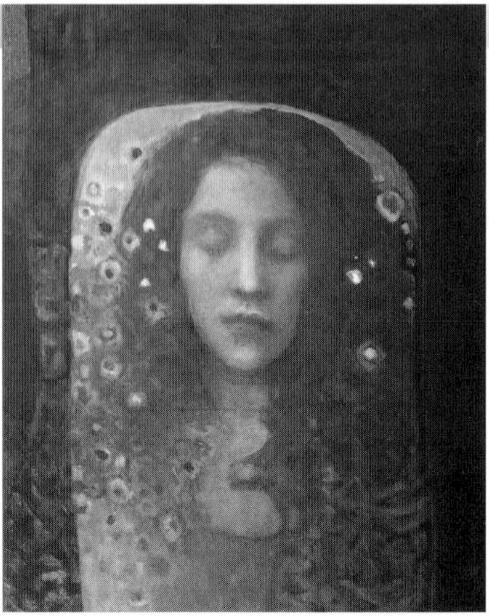

Das Paradies ist ein gutes Bild, um die Ausgangslage des Individuationsprozesses zusammenzufassen. Wir könnten sie auch mit „unserer Wohnung im ewigen Mutterleib" beschreiben. Es ist ein Zustand, der sich durch Gefühle von Wärme, bedingungsloser Unterstützung und Einheit mit dem gesamten Universum auszeichnet. Hier gibt es keine Wünsche oder Bedürfnisse, die zu erfüllen wären – wir erleben Mutter Natur, die uns im Überfluss versorgt.

7.1.1 Psychologie von C.G. Jung

Die Psychologie von C.G. Jung ist in ihrer Beschreibung des Individuationsprozesses ein sehr hilfreiches Instrument, um zu einem tieferen Verständnis der homöopathischen Lehre von den Miasmen zu gelangen. Die Miasmen beschreiben also pathologische Zustände und sie repräsentieren die Blockaden und deren Auswirkung im Ablauf einer normal verlaufenden psychischen Entwicklung.

Je weiter die spirituelle Entwicklung eines Individuums vorangeschritten ist, desto mehr geraten seine kreativen Kräfte unter den Einfluss der Ebene seines Bewusstseins. Aus dieser Zunahme von Ausdrucks- und

Gestaltungsmöglichkeiten heraus folgt aber auch, dass die Konsequenzen von Blockaden mit dem Fortschreiten des Entwicklungsprozesses an Ernsthaftigkeit zunehmen können. Die über die letzten zwei Jahrhunderte vermittelte Lehrmeinung betrachtet die Miasmen einzig als Stolpersteine auf unserem Lebensweg, die uns darauf hinweisen sollen, dass wir den falschen Weg gehen. Je näher wir aber dem Gipfel unserer Entwicklung kommen, desto mehr ist Geschick im Klettern vonnöten, weil die Folgen von Fehltritten umso gravierender sein werden. Die Funktion jener Blockaden, jener Krankheiten, beziehungsweise der Miasmen besteht darin, uns bewusst zu machen, dass wir im Begriff sind, vom Weg abzukommen, beziehungsweise dass Veränderungen angezeigt sind, um den Weg beibehalten zu können. Wir werden nun die Jung'sche Psychologie zu Hilfe nehmen, um den Entwicklungsprozess und seine einzelnen Schritte sichtbar zu machen und im Anschluss das mit jedem dieser Abschnitte korrespondierende Miasma betrachten.

Individuationsprozess	**Verbundenes Miasma**
Persona, Persönlichkeitszüge	Psora
Schatten, Erforschung des Unbewussten	Sykose
Anima und Animus, Magna mater und Weiser alter Mann	Syphilis
Selbstverwirklichung	Akut

7.1.2 Mythologie

Auch in der Mythologie finden sich wertvolle Hilfen zum Verständnis der Lebenssituation eines Individuums und für uns Homöopathen ergeben sich aus der mythologischen Betrachtungsweise eines Falles oft schon Hinweise auf das Similimum. So findet sich zum Beispiel im jüdischen und im christlichen Glauben eine leuchtende Metapher sowohl für den Geburtsvorgang als auch für die Miasmen. Ich habe die Abschnitte der verschiedenen Phasen, mit denen wir uns beschäftigen werden, nach den damit in Verbindung stehenden Kapiteln der Lebensgeschichte des mythologischen Helden benannt: „Beginn der Reise", „Abstieg", „Aufstieg" und „Versöhnung". In allen mythologischen Überlieferungen folgt die Erzählung der Abenteuer des Helden dem gleichen Muster aus anfänglicher Trennung von der Welt, dem darauffolgenden Vordringen zu einer Kraftquelle und schließlich der Rückkehr, die sein Leben erhöht.

Bevor die Reise des Menschen begann, gab es nur das Paradies, die vor-miasmatische Phase, in der sich alles in Harmonie miteinander befand. Der Mensch war noch unschuldig, unwissend und frei von Individualität.

Die Figuren des Prinzen oder der Prinzessin sind mit diesem vor-miasmatischen Zustand verknüpft. Für alle Bedürfnisse ist umfassend gesorgt und Not oder Elend, Pflichten und Verantwortung sind in dieser Phase noch unbekannte Begriffe.

Mythische Reise	Verbundenes Miasma
Vertreibung aus dem Paradies, gefallener Engel, Luzifer	Psora
Leiden in der Hölle, Unterwelt, Hades, Teufel	Sykose
Kampf um Tod und Wiedergeburt, den Drachen töten, Kreuzigung	Syphilis
Erfahrung von Tod und Wiedergeburt, Phoenix, Auferstehung, Buddha	Akut

7.1.3 Reiche der Natur

Chaim Rosenthal von der Israelischen Schule für Homöopathie hat eine tiefgehende Untersuchung der Naturreiche (Mineralien, Pflanzen, Tierreich und Mensch) durchgeführt, denen die homöopathischen Mittel entstammen. In seinem Ansatz erkenne ich manche interessante Verbindung zu Gedanken, die ich in diesem Buch aufgeworfen habe. Zum Zweck einer eingehenderen Beschäftigung mit seinem Ansatz empfehle ich dem Leser die Lektüre der Homoeopathic Links, Ausgabe 1/2000, in der er einen Überblick über seine Arbeit veröffentlicht hat. Auch plant er meines Wissens nach, ein Buch zu diesem Thema zu publizieren.

Wenn wir uns das Leben als Hologramm vorstellen, können wir sehen, dass jedes der Naturreiche auch in jedem anderen enthalten ist und dass jedes Reich mit jedem Miasma in Verbindung steht. Im Kontext dieses

Buches werde ich mich darauf beschränken, nur die Hauptverbindung zwischen jedem dieser Reiche und dem korrespondierenden Miasma darzustellen.

Naturreich	Element	Verbundenes Miasma
Mineralien	Erde	Psora
Pflanzen	Wasser	Sykose
Tiere	Luft	Syphilis
Mensch	Feuer	Akut

7.1.4 Qualitäten

Um ein umfassenderes Bild der Miasmen zu erhalten, müssen wir zunächst die Qualitäten definieren, die wir auf dem Weg durch die mit den Miasmen korrespondierenden Entwicklungsstufen ausbilden. Aus der Homöopathie sind uns die Probleme bekannt, mit denen sich Menschen konfrontiert sehen können, wenn der Ablauf eines Prozesses erschwert oder blockiert wird. Das sind genau die Erkrankungszustände, denen jeder Homöopath in der täglichen Praxis begegnet und die er zu heilen versucht. Aber wo finden wir die Juwelen, die uns dabei helfen könnten, diese Blockaden aus dem Weg zu räumen?

Qualitäten, die wir aus dem vor-miasmatischen Zustand mitbringen, sind Unschuld, Friede, Frei-Sein von Wünschen und Zufriedenheit. Alles zusammen steht für das Ur-Vertrauen – die Überzeugung und das Vertrauen, dass das Leben all das bereitstellen wird, dessen man bedarf. Dem Wesen nach handelt es sich dabei um passive Qualitäten. Kein Prozess ist an ihrer Entwicklung beteiligt, außer der Bedingung der vorherigen Erfahrung des Paradieses.

Wir werden uns jetzt der Einzelbetrachtung jeder Phase des Individuationsprozesses zuwenden, beginnend mit dem „Beginn der Reise“ über den „Abstieg“ und „Aufstieg“ hin zur abschließenden „Versöhnung“. Jede dieser Etappen wird in den Zusammenhang folgender, damit verbundener Themen gestellt: Miasmen, Mythologie, Naturreiche und Qualitäten.

Paradies

Verbundenes Miasma	Vor-miasmatisch
Geburtsmetapher	Ur-Gemeinschaft, der gute Mutterleib, pränatale Gemeinschaft
Mythische Reise	Paradies, Prinz Gautama
Individuationsprozess	Amorph
Qualitäten	Unschuld, Frieden, frei von Wünschen, Zufriedenheit
Selbst-Wahrnehmung	Selbst-los
Pathologische Empfindungen	Keine Identität, Grenzenlosigkeit
Erwartungen	Alles und Nichts
Einstellung	Frei fließend
Rolle im Leben	Prinz
Naturreich	Vor-materieller Zustand

7.2 Beginn der Reise

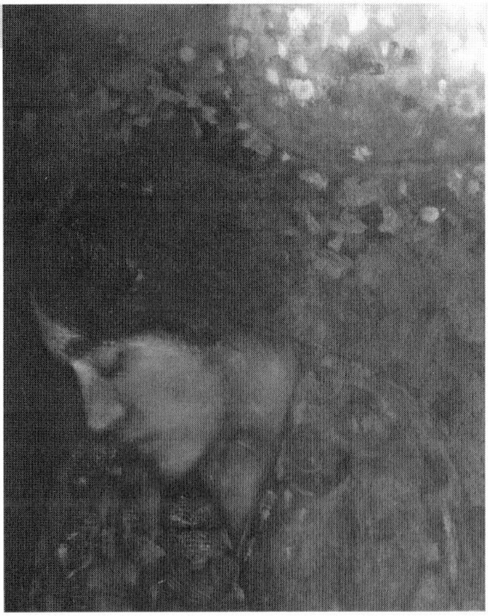

Gott erschafft das Universum, das Absolute drückt sich im Relativen aus, das Eine wird zum Vielen, der Geist erschafft die Materie. Dem erschaffenen menschlichen Wesen stehen nur zwei Wahlmöglichkeiten zur Verfügung. (Von allen Versionen ist dies vielleicht die kürzeste Ausgabe der Schöpfungsgeschichte!)

Man muss einfach „sein"! (Die einfache Tatsache, dass Sie diese Worte lesen und dass ich sie geschrieben habe, bedeutet, dass es keinem von uns gelungen ist, das zu tun, was eben „nichts tun" wäre – nämlich einfach zu „sein".) Es bedeutet, sich der eigenen Individualität bewusst zu sein und zugleich Eins zu sein mit dem gesamten Universum – ein Teil des Ganzen zu sein, ohne eine Trennung oder einen Weggang zu erleben – und auch ein Ganzes zu sein, ohne dabei das Gefühl der Individualität zu verlieren. Die Mystiker der ganzen Welt senden uns diese Botschaft, aber vielleicht sind auch sie erst später zu dieser Erkenntnis gelangt – nachdem sie die zweite Möglichkeit zuerst ausprobiert und daraus die Schlussfolgerung gezogen haben, dass das Ergebnis dieser zweiten Option ist, zunächst die erste zu akzeptieren. Kurz gesagt: Es gibt keinen Lebenspfad, und genau das werden wir erkennen, wenn wir versuchen, ihn zu gehen.

Diese zweite Option besteht darin, zu „werden"! Der Prozess des Werdens enthält die Illusion, wir seien von unserer Quelle isoliert, wir müssten an einen bestimmten Ort gelangen, etwas ganz Bestimmtes vollbringen oder nach etwas Bestimmten streben, was in der Zukunft erreicht werden kann, um zu „sein". Die Zukunft – und jeder kleinste Teil von ihr – ist jedoch unendlich, woraus folgt: „Sein" bedeutet, entweder jetzt oder nie zu sein! Wenn wir kein Teil Gottes mehr sind, haben wir das Paradies bereits verlassen. Wir sind fortgereist oder abgetrennt, haben das Bewusstsein für das „Eins-sein" verloren. Die mythische Terminologie zu Hilfe nehmend, sprechen wir dann vom Beginn der Reise des Helden. Diese Wahnidee von Abspaltung liegt im Kern dessen, was wir das Ego nennen – ohne diese Wahnvorstellung ist das Ego nicht denkbar.

Außerhalb des Paradieses erleben wir uns als ungeschützt. Wir befinden uns in einer Umgebung, in der wir nicht mehr von außen natürlich versorgt werden und in der wir ganz auf uns selbst gestellt sind. Daraus entsteht die Notwendigkeit, die Persönlichkeit und Fähigkeiten entwickeln zu müssen, um all den vor uns liegenden Herausforderungen gewachsen zu sein.

7.2.1 Persona

Der Jung'schen Terminologie folgend kann man sagen, dass diese Phase der Entwicklung in besonderer Weise mit der Ausbildung der Persönlichkeit verknüpft ist. Jolanda Jacobi schreibt, dass die „Persönlichkeitsentwicklung zugleich ein Segen und ein Fluch ist. Wir müssen einen schmerzlich hohen Preis dafür zahlen und dieser Preis ist Isolation und Einsamkeit." Jung sagte: „Seine erste Frucht ist die bewusste und unausweichliche Absonderung des einzelnen Individuums von der undifferenzierten und unbewussten Herde ... Nur ein Mensch, der bewusst der Macht seiner inneren Stimme beipflichtet, wird zu einer Persönlichkeit." Der Anteil des menschlichen Wesens, der die allgemeine emotionale Haltung des Individuums gegenüber der Außenwelt repräsentiert, wird „Persona" genannt. Jung definiert diesen Begriff folgendermaßen: „Die Persona ist ein funktionaler Komplex, der aus Gründen der Adaptation entstanden ist ... und sie ist ausschließlich für die Beziehung zum Objekt zuständig" (d.h. zur Außenwelt). „Die Persona stellt einen Kompromiss zwischen dem Individuum und der Gesellschaft dar, und zwar in Bezug auf das Erscheinungsbild des Menschen."

„Die Persona wirft einen Mantel zwischen das Ego und die objektive Welt.“ Jung nennt die Persona einen „funktionalen Komplex, der aus Gründen der Adaptation oder notwendiger Bequemlichkeit heraus entstanden ist ...“, das heißt „sie ist in keiner Weise mit der Persönlichkeit identisch ... Es ist ein Kompromiss zwischen den Anforderungen der Umgebung und den inneren strukturellen Bedürfnissen des Individuums.“ Sie ist das Produkt aus den Idealen und Wünschen des Individuums mit den Herausforderungen und Einflüssen der Umwelt. Je nach Verteilung der Kräfteverhältnisse lässt sich dann später entweder eine unter- oder überentwickelte Persona beobachten.

Die Persona beschreibt allerdings nicht allein psychologische Qualitäten, sondern auch soziales Verhalten und Eigenheiten der öffentlichen Erscheinung, wie die Körperhaltung, den Gang, die Art, sich zu kleiden und den Gesichtsausdruck. „Bei einem Individuum, das sich in gutem Kontakt mit der Umgebung und seinem eigenen Innenleben befindet, erfüllt die Persona lediglich noch die Funktion einer leichten Schutzschicht, die für einfache, natürliche Beziehungen zur Außenwelt sorgt.“

7.2.2 Psorisches Miasma

Die Psora ist mit der Entwicklung der Persona verknüpft. Das Bild, mit dem zahlreiche Autoren das psorische Miasma beschrieben haben, unterstützt diesen Gedanken nachhaltig. In der Ausprägung der Persona erscheint das psorische Miasma als „Rückseite“ der Münze. Aus pathologischer Sicht erscheint die Psora in Form beunruhigender Empfindungen aufgrund äußerer Stressfaktoren. Aus dieser Sensibilität gegenüber äußeren Einflüssen entstehen funktionelle Störungen, die jedoch weder lebensbedrohlicher noch hoffnungsloser Art sind. Die Person kämpft mit Zweifeln bezüglich ihrer Fähigkeiten, mit diesem Stress, der von der Umgebung ausgeht, umzugehen.

Sankaran definiert das psorische Gefühl als eine Situation, die nach Anpassung verlangt. Diese Empfindung wird als eine Funktion innerhalb des Prozesses der Neuanpassung sichtbar.

Eine Identifikation mit der Persona kann durch die Rolle, die jemand im Leben übernimmt, zur Auszehrung der Individualität führen. Hinter der Maske des Professors oder Arztes, um nur zwei Beispiele zu nennen, würden wir dann eine nur unzureichend entwickelte Persönlichkeit antreffen, wobei die Maske zur Kompensation persönlicher Unzulänglichkeiten dient.

In der Psora beschäftigen wir uns mit Dualität, mit der Bewertung unserer verschiedenen Seiten, und mit der Sensibilität gegenüber dem, was andere von uns denken. Dazu werden wir die eher akzeptierten Anteile (die Persona) in den Vordergrund stellen, während die anderen Anteile in unserem Unbewussten (dem Schatten) versteckt werden – und das oft sogar vor uns selbst. In der nächsten Phase unserer Entwicklung, dem Abstieg des Helden, müssen wir uns diesen verborgenen Anteilen schließlich aber doch noch stellen. Die Vorstellung von der Persona als einer äußeren Schutzschicht, die der Außenwelt zugewandt ist, erinnert an das Bild der Muschel in Calcarea carbonica. Das Schalentier wird erst durch die Bildung einer harten, schützenden Schicht, der Muschel, dazu befähigt, im Meer zu überleben.

7.2.3 Psorisches Miasma und Mythologie

In der Psora sehen wir, wie der Teufel in Gestalt einer Schlange Adam und Eva dazu verführt, Früchte vom Baum der Erkenntnis zu essen, was zu beider Vertreibung aus dem Paradies führt und sie zwingt, für sich selbst zu sorgen.

Als gefallener Engel Luzifer hat der Teufel jedoch bereits ein selbstgewähltes und mit dem von Adam und Eva vergleichbares Schicksal erlebt.

In der Figur des Prinzen Gautama, der später zu Buddha wurde, lässt sich der Gedanke beobachten, die Sicherheit des Palastes zu verlassen, um die Welt zu entdecken. In der Bibel schließlich finden wir die Geschichte vom verlorenen Sohn, der sein Bündel schnürte und in die Welt hinausging.

Die Figur des Bettlers ist symbolhaft für die psorische Phase. Der Ausdruck „starting from scratch“ – bei Null anfangen und sich seinen Lebensunterhalt „zusammenkratzen“ zu müssen – beschreibt anschaulich sowohl die Armut dieser Existenz als auch die Art der psorischen Hauterkrankungen, die typisch für diese Phase sind.

7.2.4 Psorisches Miasma und das Reich der Mineralien

Im Kapitel über die psorischen Arzneimittel wurden bereits zahlreiche Arzneimittel mineralischen Ursprungs erwähnt, die Anteil an der Entwicklung unserer Persona haben und sie zum Leben und Überleben befähigen. Mineralien bestehen aus Verbindungen chemischer Elemente, wobei diejenigen Elemente, welche die der Psora zugehörige Mineralien bilden, vorzugsweise innerhalb der ersten beiden Hauptgruppen des Periodensystems zu finden sind.

7.2.5 Psorische Qualitäten

Die Startphase unserer Entwicklung konfrontiert uns mit der Notwendigkeit, aktiv zu werden. Wir sind gezwungen, die Welt zu erkunden, sie für uns zu ordnen und zu lernen, ihre einzelnen Komponenten für unser Überleben zu nutzen. Wenn wir in dieser Stufe dem paradiesischen Gefühl von Grundvertrauen begegnen, so bedeutet dies, dass wir wissen, dass wir in unseren Anstrengungen unterstützt und unsere Aktivitäten Früchte tragen werden.

Die dazu erforderlichen Qualitäten sind Neugierde, Initiative und Erwartungen. Ausgehend von der Notwendigkeit, zu lernen und Eigenverantwortung zu übernehmen, lässt die Neugierde uns die Welt mit unseren Sinnen entdecken. Die Initiative lässt den Körper auf der Basis unserer Wahrnehmungen aktiv werden und die Erwartungen werden den positiven Impuls bilden, nach ihrer Erfüllung zu streben. Um mit der Außenwelt umgehen zu können, brauchen wir Wissen über diese Welt – und zwar Wissen auf der Grundlage von Fakten.

Die Haltung des Individuums ist geprägt von „versuchen", es wird durch den Drang, zu überleben und durch nostalgische Gefühle motiviert. Möglicherweise können wir das Paradies und damit das bereits verlorene Lebensgefühl des „Wohlbefindens" ja wieder erlangen. Die Erfahrung, beim Erlernen neuer Fähigkeiten erfolgreich zu sein, fördert die Entwicklung des Selbstvertrauens.

Beginn der Reise	
Verbundenes Miasma	Psora
Geburtsmetapher	Beginn der Trennung, Beginn von Kontraktionen, chemische Veränderungen
Mythische Reise	Vertreibung aus dem Paradies, gefallener Engel, Luzifer
Individuationsprozess	Persona, Persönlichkeitszüge
Qualitäten	Neugierde, Initiative, Erwartung, Wissen
Selbst-Wahrnehmung	Selbst-Vertrauen
Pathologische Empfindungen	Scham, Unsicherheit
Erwartungen	Nostalgie
Einstellung	Versuchen
Rolle im Leben	Bettler
Naturreich	Mineralien

7.3 Abstieg

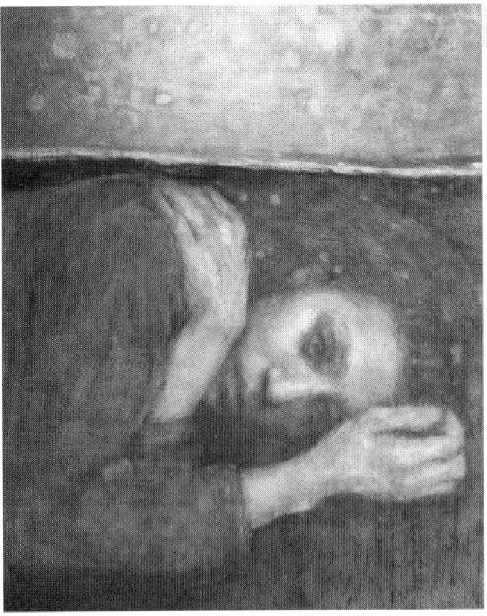

Dem Entstehen der Persona folgt als nächster Schritt die Erkundung des Schattens. Erst damit wird der eigentliche Individuationsprozess in Gang gesetzt. Im Falle einer starken Unterdrückung der Individualität in den unbewussten Schatten ist dies jedoch keine leicht zu vollbringende Aufgabe. Unser Held wird in die Unterwelt hinabsteigen müssen, um dort das Unbewusste zu entdecken, die in ihm verborgenen Schätze freizulegen und sich den inneren Dämonen zu stellen. Campbell schreibt dazu: „Das Menschenreich erstreckt sich – unterhalb des Bodens der vergleichsweise hübschen, kleinen Wohnung, die wir das Bewusstsein nennen – in ungeahnten Dimensionen Aladdin'scher Höhlen. Diese Kavernen bergen aber nicht nur kostbare Juwelen, in ihnen hausen auch gefährliche Dschinnin: die unerwünschten oder widerständigen psychischen Kräfte, die wir bislang nicht in unser Lebensgefüge zu integrieren gewagt haben oder die uns nicht bewusst gewesen sind.“

7.3.1 Schatten

Der Schatten ist unser „Frankenstein“, unser „Mr. Hyde“, unser „Mephisto“. „Jeder Mensch hat einen Schatten“, sagt Jung, „und umso weniger er in das bewusste Leben des Individuums eingebettet ist, desto schwärzer und dichter ist er." Während der Entstehung der Persona werden alle diejenigen Elemente zu Anteilen des Schattens, die vom Individuum selbst oder dessen Umgebung abgelehnt werden.

Unser Schatten symbolisiert unsere „andere Seite" oder unseren „dunklen Bruder". Jung: „Die lebendige Form benötigt tiefen Schatten, wenn sie plastisch erscheinen soll. Ohne Schatten bleibt sie ein zweidimensionales Phantom." Diese abgetrennten Anteile eines Individuums bleiben aber mit ihm verbunden wie ein Schatten. Die menschlichen undifferenzierten Lebensfunktionen (Denken, Fühlen, Empfinden oder Intuition) gehören zusammen mit den unterentwickelten Verhaltensformen (Extro- oder Introversion) zu unserer dunklen Seite. Die Entstehung des Schattens läuft zeitlich parallel zur Entwicklung des Egos. Dabei werden Qualitäten, die das Ego nicht zu nutzen vermag oder die es nicht benötigt, unterdrückt und beiseite gelegt. Unsere Schattenanteile zeigen sich in Situationen, in denen wir Gefühle empfinden oder Verhaltensweisen zeigen, die wir unter normalen Umständen sorgfältig zu verstecken oder vermeiden suchen. Solange wir sie allerdings auf die Außenwelt projizieren, sind und bleiben wir von der Erkenntnis abgeschnitten, dass sie in Wahrheit unsere eigenen Anteile repräsentieren.

Jung unterscheidet den „persönlichen" vom „kollektiven Schatten". Den zweiten rechnet er dem kollektiv Unbewussten zu. Er ist transpersonaler Natur und ein negativer Ausdruck des „Weisen alten Mannes" – er ist somit der dunkle Aspekt des Selbst.

Jacobi sagt: „In seinem individuellen Aspekt steht der Schatten für die ‚persönliche Dunkelheit', diejenigen (manchmal positiven) Inhalte unserer Psyche verkörpernd, die im Laufe unserer bewussten Existenz zurückgewiesen, unterdrückt oder nicht ausreichend gelebt worden sind. In seinem kollektiven Aspekt steht er für die universelle dunkle Seite in uns allen – für die jedem Menschen inhärente Tendenz zum Dunklen und Minderwertigen."

7.3.2 Sykotisches Miasma

Die Sykose steht im Zusammenhang mit der Entwicklungsstufe des Individuums, in der die Erkundung des Unbewussten bereits abgeschlossen ist. Die Leiden, die diese Phase des Individuationsprozesses begleiten, konfrontieren uns mit unserem Schatten. Den Schatten erleben wir zu Beginn als eine Projektion auf ein äußeres Objekt. Schließlich aber nehmen wir unsere Lebensumstände „persönlich“ und ziehen die Schlussfolgerung, dass unser Status als Opfer solch großen Leids nur bedeuten kann, dass wir es verdient haben, zu leiden. Im Rahmen einer ausgeglichen geführten Auseinandersetzung mit dem Schatten können wir ihn als gesunden Teil des Selbst akzeptieren – als etwas, das weder gut noch schlecht ist, aber der Integration in die Gesamtpersönlichkeit bedarf. Das ihm zugeschriebene „Schlechte“ entsteht aus der Unterdrückung. Eine pathologische Entwicklung tritt ein, wenn die Wertschätzung des eigenen Ichs vollständig vom Schatten bestimmt wird.

Jung zufolge ist der weit überwiegende Anteil der menschlichen Psyche dem Unbewussten zuzurechnen und der bewusste Teil sei nur die Spitze des Eisberges. Dies sei ein völlig normaler Zustand. Ob sich ein pathologischer Prozess entwickele oder nicht, hänge nur von der Balance der verschiedenen Persönlichkeitsanteile ab.

Wenn eine Person aufgrund der Anforderungen der Umwelt ihr Ego-Ideal oder das Wunschbild von sich selbst nachhaltig unterdrückt, wird die Persona die Gestalt einer unpersönlichen, leblosen und mechanischen Maske annehmen. Die Individualität dieses Menschen ist dann größtenteils im Unbewussten angesiedelt, sie wird weiter zerfallen und die damit zusammenhängenden Gefühle werden sehr negativer Natur sein. In der Jung'schen Diktion spricht man dann von einer Individualität, die im Schatten verborgen ist. Die Terminologie der Homöopathie bezeichnet diese Situation als ein im miasmatischen Sinne sykotisches Problem.

Zwei extreme Verhaltensweisen, in denen das sykotische Miasma erscheint, zeigen sich entweder in der totalen Identifikation eines Menschen mit seiner dunklen Seite oder in dem genauen Gegenteil davon – in der Art, zu leben, als existiere diese Seite überhaupt nicht. Der Fokus dieses Miasmas liegt in der Suche nach der eigenen Position in Bezug auf die Gegensätze zwischen Licht und Dunkelheit, Gut und Schlecht, zwischen Gott und dem Teufel.

Die extremen Charakteristika der Sykose lassen sich auch als Ableitung entweder der deutlichen Unterdrückung der Schatten-Eigenschaften oder des ungehemmten Auslebens des Schattens erkennen. Beobachten können wir das sowohl an stark zurückgenommenem, gehemmtem Verhalten als auch seinem Gegensatz, dem Überschwang, wobei letzteres die natürliche, ausgleichende Reaktion auf eine tiefgehende Unterdrückung darstellt. Bei Medorrhinum, das den Kulminationspunkt des sykotischen Miasmas markiert und damit den Übergang in die nächste Stufe das syphilitische Miasma ankündigt, werden die Freisetzung und der Ausdruck der Schattenqualitäten sehr deutlich. In der darauf folgenden Stufe, dem Aufstieg des Helden, geht die Entwicklung dahin, die gewonnenen Qualitäten zum Erlangen eines größeren Ziels einzusetzen, anstatt sich wie bislang lediglich daran zu erfreuen, sie auszuleben. Diese Veränderung sorgt für einen Ausgleich.

Der Schatten als „Alter Ego" kann sowohl eine positive als auch negative Figur verkörpern. In vielen der von uns behandelten sykotischen Fälle wird deutlich, dass das positive Bild, das jemand von sich selbst hat, ins Unbewusste unterdrückt wurde und der Außenwelt daraufhin nur noch die „hässliche" Seite gezeigt wird.

Sich mit dem Schatten auseinanderzusetzen, bedeutet, eine schonungslos kritische Haltung der eigenen Person gegenüber einzunehmen. Dies bringt mit sich, die Projektionen zurückzunehmen, die man bislang anderen „angehängt" hat und damit zu beginnen, die volle Verantwortung für die eigenen Gefühle und Handlungen zu übernehmen. So lange diese Projektionen im Reich des Unbewussten angesiedelt bleiben, so lange empfinden wir uns als machtlose Opfer unserer Umgebung, sind aber in Wahrheit nur machtlose Opfer des eigenen Schattens.

Dieses Einnehmen einer objektiven Haltung in Bezug auf die Person, die wir wirklich sind, ist eine notwendige Vorbedingung für die nächste Stufe der Entwicklung, die Konfrontation mit dem anderen Paar psychischer Gegensätze, nämlich „Anima und Animus" (vgl. Kap. 7.4.1).

In der tiefsten Dunkelheit des sykotischen Miasmas erkennen wir das verborgene Licht, das von unserem Sein ausstrahlt. Es markiert den endgültigen Wendepunkt, für den das sykotische Miasma die optimalen Voraussetzungen bereitet.

An einem bestimmten Punkt, nach schier endlosem Elend und Not, verändert sich dann die Rolle des sykotischen Opfers. Nach dem Abstieg in die Unterwelt und dem Erreichen des Bodens muss der Wiederaufstieg folgen. Dies ist die Zeit, zu der das Opfer sich erhebt. Wie wir bereits bei Staphisagria sehen konnten, kann dieser Rollenwechsel auch darin bestehen, dass der Unterdrücker umgebracht wird. Ich bin mir dessen bewusst, dass die folgende Behauptung provokant ist, aber ich bin fest davon überzeugt, dass die eigene Befreiung durch die Ermordung des Menschen, der dein Leben über Jahre hinweg zur Hölle gemacht hat, zumindest einen Schritt nach vorn darstellt – verglichen mit der Möglichkeit, die sykotische Situation bestehen zu lassen. Das Individuum ist an den Punkt gekommen, die Verantwortung für sein Leben in die eigenen Hände zu nehmen, was für sich betrachtet gesund ist. Diesen Schritt über die Tötung eines Menschen zu gehen, zeigt, dass die betreffende Person nicht in der Lage war, diesen Übergang in optimaler Art und Weise zu vollziehen. Ein nicht ausgeglichener Aufstieg wird sich von daher über syphilitische Symptome bemerkbar machen. Mit der Verlagerung innerhalb des Individuationsprozesses geht in der Folge auch eine Veränderung der Pathologie einher, vom sykotischen hin zum syphilitischen Bild. Jemanden zu töten ist ein drastischer Akt – in einem Augenblick werden scheinbar zwei Leben ausgelöscht – dabei sollte es doch andere Möglichkeiten geben, Verantwortung für das eigene Leben zu übernehmen. Dennoch ist das Ereignis für beide Beteiligte ein Schritt nach vorne, wiederum verglichen mit der Möglichkeit, eine Missbrauchssituation weiter bestehen zu lassen. Hier handelt es sich um die gleiche Dynamik, die wir beobachten können, wenn ein gequälter Hund schließlich anfängt, seinen Herrn zu beißen: Auch hier wird ein Ausweg aus der Situation geschaffen. Für die Staphisagria-Patientin heißt das, dass es höchst unwahrscheinlich ist, dass sie jemals wieder einem Menschen erlauben wird, sie zu dominieren. Für den Partner bedeutet es, dass er sich der Tatsache bewusst wird, dass es nicht toleriert wird, einen anderen Menschen respektlos zu behandeln. Wenn er die Gelegenheit zu einer neuen Beziehung bekommt, wird er gründlich nachdenken, bevor er in sein altes Verhalten zurückfällt.

7.3.3 Sykotisches Miasma und Mythologie

In der Sykose wird deutlich, wie die dunklen Kräfte zunehmend Macht über die Menschheit gewinnen, wodurch sich das Leben auf Erden in eine Hölle verwandelt. Der mythologische Held steht vor der Aufgabe, diese Kräfte in sich selbst zu erkunden und Verantwortung für sie zu übernehmen, um die Verfügungsgewalt über sein Leben in den eigenen Händen zu halten. Dies ist das Thema des mythologischen Helden, der sich aufmacht, in die Unterwelt zu gehen. Er muss die weltliche Szenerie der Sekundär-Effekte hinter sich lassen, um die kausalen Bereiche der Psyche aufzusuchen – ein Prozess, der in der hinduistischen und buddhistischen Philosophie als „viveka“, als „Diskriminierung“, beschrieben wird.

Die Vorstellung, dass der Eintritt in die Unterwelt einen Durchgang darstellt, der schließlich zur Wiedergeburt führt, wird durch das Bild des Mutterleibes, das sich im Bauch des Wals zeigt, veranschaulicht. In anderen Kulturen wird es durch den Elefanten symbolisiert. Der Held wurde verschluckt und scheint gestorben zu sein. Rotkäppchen wurde von einem Wolf verschluckt. Finn MacCool, einem irischen Helden, widerfuhr das Gleiche durch ein Monsterwesen namens „Peist". Und mit Ausnahme von Zeus wurde das gesamte griechische Pantheon von Kronos verschluckt.

Die Prinzessin hat ihren goldenen Ball verloren und der liegt nun, für sie unerreichbar, am Boden eines tiefen Brunnens. Ein Frosch erklärt sich bereit, ihr den Ball zurückzubringen – unter der Bedingung, dass er dafür immer bei ihr sein darf: beim Spielen, Essen und auch in ihrem Bett. Sie willigt ein, vergisst ihre Versprechen jedoch in dem Moment sofort wieder, als sie den goldenen Ball zurück erhält. Später kommt der Frosch zum Tor des Schlosses und fordert sein Recht. Von diesem Punkt an verläuft die Geschichte in zwei verschiedene Richtungen. Version eins: Nachdem sie viele Jahre mit diesem kalten, nassen und schleimigen Geschöpf zusammenlebt, verliebt sie sich schließlich, allem anderen zum Trotz, doch in ihn. Eines Tages küsst sie ihn und er verwandelt sich in einen Prinzen – woraufhin sie natürlich heiraten und von da an für immer glücklich zusammenleben. Version zwei: Nachdem sie diesen fürchterlichen Frosch einige Zeit mit sich herumgeschleppt hat, überkommt sie eines Tages doch der Ekel und sie wirft ihn gegen die Wand. Auch hier verwandelt er sich in den Prinzen und die beiden heiraten und leben glücklich zusammen. Der identische Ausgang beider Versionen legt den Schluss nahe, dass es in der Erkundung unseres Schattens von geringer Relevanz ist, ob wir etwas als gut oder schlecht, als Vorliebe oder Abneigung etikettieren. Wichtig ist, dass wir uns mit diesen Anteilen überhaupt auseinandersetzen.

Eine weitere Figur, die als Symbol für die sykotische, hoffnungslose und gehemmte Situation stehen kann, ist die des Gefangenen, der sich in seiner Situation wiederfindet, weil er ein schlechter Mensch ist. Auch das Bild des Opfers ist eng mit der Sykose verbunden.

7.3.4 Sykotisches Miasma und das Reich der Pflanzen

Es ist einleuchtend, dass der Gedanke von Wachstum und Anpassung sowohl mit der Sykose als auch mit dem Pflanzenreich eng verknüpft ist. In einem früheren Abschnitt haben wir bereits die sykotischen Eigenschaften der Bäume am Beispiel ihrer Gegensätze von Hell und Dunkel diskutiert. Dieses Merkmal trifft aber auf das Pflanzenreich als Ganzes zu. Die überwiegende Anzahl der Arzneimittel, die im Kapitel über die

Sykose (Kap. 6.4) erwähnt wurden, waren pflanzlicher Herkunft. Interessant in diesem Zusammenhang ist, dass Lac caninum, ein sykotisches Mittel aus dem Tierreich, aus Milch gewonnen wird und Milch mit „Ernährung und Wachstum“ assoziiert wird – welches wiederum Pflanzenthemen sind.

7.3.5 Sykotische Qualitäten

Unter den Qualitäten, die wir benötigen, um uns in der Phase des Abstiegs der Begegnung mit unserer dunklen Seite stellen zu können, finden sich Ehrlichkeit und Durchhaltevermögen. Die Ehrlichkeit wird hilfreich sein, eine höhere Wissensstufe zu erreichen – das Wissen über das Selbst. Erst indem wir absolut ehrlich mit uns selbst sind, können wir von unseren Projektionen lassen und volle Verantwortung für sie übernehmen. Eine Aufgabe, die nicht einfach zu lösen ist und zu deren Bewältigung wir auf Beistand angewiesen sind. Das für die Sykose typische Element der scheinbaren Endlosigkeit einer belastenden Situation stimuliert allerdings die Qualität der Standhaftigkeit einer Person und verleiht eine Art innerer Kraft. „Du kannst meinem Körper zufügen, was immer du willst, mein Innerstes aber kannst du nicht verletzen“, ist eine Erkenntnis, die ein Gefühl von Unbesiegbarkeit entstehen lässt und die in jüngerer Vergangenheit beispielsweise bei Mahatma Gandhi und Nelson Mandela zu erkennen war. Die Befreiung von der Rolle des Opfers wird erst dann vollständig, wenn die Qualität der Vergebung ins Spiel kommt. Außerdem lernen wir in dieser Entwicklungsphase, uns der Tatsache bewusst zu sein, dass es immer auch noch eine Kehrseite der Medaille gibt. Wir sehen das zum Beispiel bei Menschen, die als Geiseln genommen wurden und dann Verständnis und sogar Sympathien für die Geiselnehmer entwickelten, die sie gefangen hielten (Terry Waite und John Macarthy). Und obwohl die Situation in sich hoffnungslos ist, trägt sie doch auch eine Menge an Freiheit und zu entdeckenden Qualitäten in sich. Die Wahrnehmung unserer anderen Seiten erschafft auch die Qualität der Bescheidenheit und öffnet uns für Toleranz anderen gegenüber. Wir geben ihnen Raum, als der Mensch auftreten zu können, der sie wirklich sind. Eine andere Qualität, die wir entwickeln, ist die Freundschaft. Sie entsteht aus dem Durchleben von Zeiten der Not zusammen mit anderen Menschen. Der eine kann die Lebenssituation des anderen zwar nicht verändern, das Da-Sein für den anderen ist es jedoch, was uns hilft, zu überleben. Hier werden tiefe und dauerhafte Freundschaften angelegt. Aus dem Wissen um diese Zusammenhänge heraus werden Menschen, die sich als Team in einem Umfeld hohen Risikos bewegen (z.B. in der Armee) und die sich dabei vollständig aufeinander verlassen müssen, als Gruppe Situationen enormer Härte ausgesetzt, um dadurch diesen auf Freundschaft und Vertrauen basierenden Zusammenhalt zu schaffen.

Das sykotische Konzept der Opferrolle mit daraus entstehenden Gefühlen von Hass und Abneigung wird durch die Qualität der Vergebung transformiert und aufgelöst. Und die negative Haltung gegenüber der eigenen Person verändert sich in Wertschätzung.

Abstieg

Verbundenes Miasma	Sykose
Geburtsmetapher	Antagonismus, Kontraktionen innerhalb des geschlossenen Uterus
Mythische Reise	Leiden in der Hölle, Unterwelt, Hades, Teufel
Individuationsprozess	Schatten, Erkundung des Unbewussten
Qualitäten	Ehrlichkeit, Bescheidenheit, Ausdauer, Toleranz, Empathie, Anpassung, Freundschaft, Vergebung
Selbst-Wahrnehmung	Wertschätzung der eigenen Person
Pathologische Empfindungen	Selbst-Verdammung, das Böse, das Schlechte, Spaltung
Erwartungen	Hoffnungslosigkeit
Einstellung	Aushalten
Rolle im Leben	Gefangener
Naturreich	Pflanzen

7.4 Aufstieg

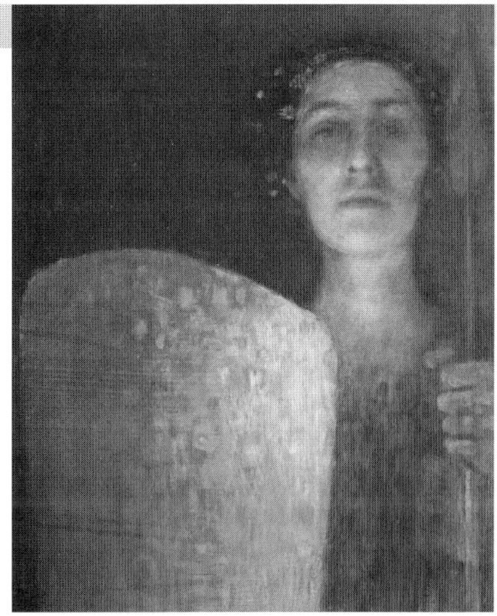

Eine ausgewogene und bewusste Vorstellung dessen, wer oder was wir wirklich sind, gewinnt in dieser Phase noch stärker an Bedeutung. Jetzt bilden wir nämlich nicht mehr die Gefolgschaft, sondern bestimmen selbst die Richtung, in die wir gehen. Nachdem wir den Drachen unseres Schatten bekämpft und uns dann eigenhändig aus dem Kerker befreit haben, sind wir bereit, zu Führungspersönlichkeiten zu werden. Unsere Kraft und unsere kreativen Fähigkeiten haben wir entdeckt und weiterentwickelt, so dass wir nun die Rolle des Mitläufers gegen die des Anführers der Gemeinschaft eintauschen können. In einem wundervollen Film über das Leben und Werk von Carl Gustav Jung („Eine Sache des Herzens") sagt dieser an einer Stelle (ich zitiere aus dem Gedächtnis): „... die Welt hängt an einem seidenen Faden. An diesem Faden befindet sich die Psyche des Menschen. Was würde passieren, wenn mit der Psyche des Menschen irgend etwas schiefgeht?" Genau das ist die Verantwortung, die wir tragen für die Welt – und sie gewinnt noch an Bedeutung, sobald wir in die Aufstiegs-Phase unserer Entwicklung eintreten.

7.4.1 Seelenbild – Anima und Animus

Dieser Schritt innerhalb des Individuationsprozesses wird von der Begegnung mit dem „Seelenbild“ bestimmt – beim Mann ist dies die Anima, bei der Frau der Animus. Wie bereits beim Schatten, so erleben wir auch hier unsere kontra-sexuellen Anteile durch den Kontakt mit einer anderen Person. Die Unfähigkeit, mit diesen Anteilen angemessen umzugehen, führt zu einem Anima-bestimmten, seinen Launen nachgebenden Mann, beziehungsweise einer Animus-beherrschten, eigensinnigen und streitlustigen Frau.

Bestimmte Modellvorstellungen und Schemata können die Tendenz in sich tragen, zu erstarren, um so ihre Struktur beizubehalten. Vor dem Hintergrund einer tiefgründigen Analyse der menschlichen Psyche, wie sie von Jung erarbeitet wurde, hat sich meine Scheu noch verstärkt, die Schablone der Miasmen über dieses Bild der Psyche zu legen und dann zu behaupten, dass alles wunderbar zueinander passe. Ich möchte, dass der Leser sich bewusst ist, dass ich mich mit beiden Gebiete befasse, ohne jedoch in einem von beiden ein Gelehrter zu sein. Das Konzept des Seelenbildes mit den Miasmen zu verknüpfen, ist eine komplexe Aufgabe und der gedankliche Ansatz dieses Buches vereinfacht das Problem vielleicht zu stark. Auf der anderen Seite jedoch bieten gut durchdachte und verstandene Modelle den Vorzug, komplexe Sachverhalte kurz und prägnant ausdrücken zu können. In der Betrachtung der Kerne beider Modellvorstellungen, der Jung’schen Psychologie und der Miasmentheorie, zeigt sich eine derartige Fülle von Analogien, dass ich das Risiko eingehen möchte, sie Ihnen vorzustellen.

Fahren wir fort mit dem Konzept des Seelenbildes – Anima und Animus. Einerseits begegnen wir hier Mechanismen, wie wir sie in identischer Form bereits beim Schatten und der Sykose beobachten konnten – auch das Seelenbild ist weitgehend unbewusst und es in das Bewusstsein zu überführen, ist ein notwendiger Schritt des Individuationsprozesses. Andererseits hat Chaim Rosenthal’s Arbeit über die verschiedenen Reiche überzeugend nachgewiesen, dass unsere „animalistischen“ Anteile in enger Verbindung zum syphilitischen Miasma stehen. Diese Verbindung tritt noch deutlicher zutage, wenn man sich näher mit den Qualitäten beschäftigt, die sich durch die Begegnung mit unserem Seelenbild oder dem kontra-sexuellen Anteil entwickeln. Jacobi schreibt dazu: „So wie ein gut abgerundeter Mann durch seine innere Femininität seiner Arbeit Leben einhauchen kann – seine Anima für ihn zur inspirierenden Muse wird – so erzeugt die innere maskuline Seite einer Frau kreative Samen, die das Potential in sich tragen, die feminine Seite eines Mannes zu befruchten. Demnach besteht eine natürliche Komplementarität zwischen den Geschlechtern, aber nicht nur auf der Ebene der physischen Entstehung eines Kindes, sondern auch in dem mysteriösen Strom von Bildern, der durch die Tiefen ihrer Seelen fließt und sie beide schließlich zusammenführt, um das spirituelle Kind zu zeugen."

Die Psora hat mit dem „Ich" zu tun, in der Sykose geht es um das „Du" und in der Syphilis wird aus dem Zusammentreffen beider die dritte Person erschaffen, für die „Du und Ich" die Verantwortung übernehmen. An diesem Punkt durchdringen Wahrnehmung und Verantwortung unser Ego und werden von nun an mit dem Begriff „Wir" bezeichnet. Die „Konjunktio" (Jung) mit unserem Seelenbild wird damit zur Basis unserer eigenen und der allgemeinen Schöpfung.

Die Vorbedingung für eine wirkliche Verbindung zu einem anderen Menschen, aus der eine kreative und fruchtbare Beziehung entstehen kann, ist die Öffnung dem Anderen gegenüber. Dazu müssen wir uns von solchen Gedanken wie Trennung, Gegnerschaft, Interessenskonflikten und Feindseligkeit lösen. Genau darin besteht die syphilitische Herausforderung. Eine Grundvoraussetzung, dies in der Außenwelt leisten zu können, besteht darin, diese Verbindung mit dem gegengeschlechtlichen Archetypus in uns selbst zu vollziehen. Wenn dieser Schritt einmal gemacht ist, sind wir bereit für die Erfahrung, Eins zu sein mit anderen Individuen und mit der Gesellschaft als Ganzem. Und wir sind dazu bereit, zu verstehen, dass die Interessen und Bedürfnisse anderer auch unsere eigenen sind.

Den gegengeschlechtlichen Anteil unserer Persönlichkeit in das Bewusstsein zu heben schafft Unabhängigkeit und damit auch ein gewisses Maß an Isolation. Unabhängigkeit und Isolation gehören, wie schon erwähnt, dem Reich des Syphilitischen an.

7.4.2 Spirituelles Prinzip – Geist und Materie

Der „Konjunktio" mit Anima und Animus folgt die Entstehung neuer archetypischer Figuren. Jung bezeichnet sie, ihrer geschlechtlichen Zuordnung zufolge, als „Weiser alter Mann" und „Magna mater". Eine andere Möglichkeit, der dahinter stehenden Idee Ausdruck zu verleihen, besteht darin, von „materialisiertem Geist" und „mit Geist angereicherter Materie" (Jacobi) zu sprechen. Gegen die von Jung vorgenommene Trennung nach Männern und Frauen haben andere später Einspruch eingelegt. Im Kontext meines Buches ist der Ausgang dieser Diskussion von untergeordneter Bedeutung. Für das Individuum birgt die Begegnung mit diesen Archetypen eine Fallgrube, nämlich die Verlockung, einer Art von Selbstglorifizierung und Größenwahn zu erliegen. Wie wir in den entsprechenden Kapiteln gesehen haben, spiegeln sich diese Züge in syphilitischen Arzneimitteln auf eindrucksvolle Art wieder. Die bewusste Realisierung der Anima-Inhalte befreit den Mann von der Mutter. Die Lösung der Bindung der Frau von ihrem Vater vollzieht sich über die bewusste Wahrnehmung des Animus. Bewusste Realisierung der Figur des „Weisen alten Mannes" wiederum trägt zur Befreiung des Mannes vom Vater bei. Die „Magna mater" erfüllt die gleiche Aufgabe bei der Frau in Bezug auf die Mutter. Alle diese Prozesse verleihen große Macht („Mana") über andere Menschen – ein Grund für Jung, diese Archetypen als „Mana-Persönlichkeiten" zu bezeichnen. Richtig eingesetzt, befähigt diese Macht eine Person dazu, den Menschen zu dienen, indem er sie führt. Falsche Handhabung dieser Macht führt dazu, in der Führung anderer nur sich selbst zu dienen.

7.4.3 Syphilitisches Miasma

Wenden wir uns also der Frage zu, ob es tatsächlich ausreichende Gründe gibt, das syphilitische Miasma mit den Archetypen des „Seelenbildes" und dem „spirituellen Prinzip" zu verknüpfen. Einige Indizien weisen sicherlich in diese Richtung. Jung platziert diesen Entwicklungsschritt in die zweite Hälfte des Lebens. In der Homöopathie sind syphilitische Mittel ebenfalls eher zum Ende der Lebenszeit indiziert, so zum Beispiel die Schwermetalle, die gegen neurologische Beschwerden älterer Menschen, wie die Parkinson-Krankheit, eingesetzt werden. Zum Zweiten befassen sich Anima und Animus mit dem Gegenpart in uns selbst, dem Seelen-Bild – dem männlichen Anteil in der Frau und dem weiblichen im Mann. Auf die Außenwelt projiziert, begegnen wir diesen eigenen Anteilen in unserer Beziehung mit der uns umgebenden Welt, sexuelle Beziehungen eingeschlossen. Sexualität ist eine starke kreative Kraft – sie ermöglicht, dass eins plus eins manchmal drei ergibt. Und über den Erwerb dieser Fähigkeit zur Erschaffung, auf der Grundlage einer freien und bewussten Entscheidung, Dingen eine Form zu verleihen, können wir mit dem syphilitischen Miasma in Kontakt treten (vgl. dazu Kap. 6.6)

Sexualität ist ein großes Thema der dritten perinatalen Grundmatrix und ein herausragendes Thema syphilitischer Arzneimittel (z.B. Platinum). Auch in der Sykose spielt sie eine wichtige Rolle, allerdings werden sykotische Mittel oft für die Opfer sexuellen Missbrauchs verordnet (z.B. Lac caninum), oder aber für Opfer, die selbst zu Tätern geworden sind (z.B. Anacardium). Dieses pathologische Verhalten beschreibt eine Form der Sexualität, in der keine Seite frei ist, sondern entweder in der Rolle des Opfers oder des Täters gefangen ist. Mein Eindruck ist, dass im syphilitischen Miasma die pathologischen Ausdrucksformen von Sexualität entweder mit einer gewissen Freiwilligkeit einhergehen (z.B. extreme Formen des Sadomasochismus oder auch Sex mit Strangulation) oder aber eine Bedrohung für das Leben des Opfers darstellen (z.B. Sex in Verbindung mit rituellen Opferhandlungen).

Syphilitische Menschen (und Arzneimittel) haben eine starke Persönlichkeit, was sich zum Beispiel bei den Schwermetallen beobachten lässt. Das negative Selbstwertgefühl des Sykotikers ist genauso wenig ihr Problem wie die Domination durch den Schatten und sie haben alle Qualitäten, die unter dem Einfluss der sykotischen Phase in ihnen entstehen konnten, zu ihrer freien Verfügung. Sie haben ihre Persönlichkeit entwickelt und deren gesamtes Potential zur Reife gebracht, wodurch sie in den Besitz der Fähigkeiten und Qualitäten gelangt sind, die ihnen zu einem kreativen Leben verhelfen. Sie können Verantwortung tragen und ihre Kraft und das Selbstvertrauen, das sie ausstrahlen, macht sie zu natürlichen Führungsfiguren. Wie ich schon in der Einführung erwähnte, verkörpert das syphilitische Miasma nur die Schattenseite einer Phase innerhalb der natürlichen Entwicklung der Menschheit. Pathologie entsteht erst bei Beteiligung eines exzessiv ausgeprägten Egos. So kann das starke Ego eines Individuums zu einer Trennung dieses Menschen vom Rest des Lebens führen. In der Betrachtung der Schwermetalle konnten wir diese Entwicklung ja bereits verfolgen: je schwerer die Substanz, desto weiter schreitet die Abtrennung voran und desto stärker wird die Außenwelt als feindlich interpretiert.

Jolanda Jacobi sagt in Bezug auf die Phase des Individuationsprozesses, in dem der Kontakt mit dem spirituellen Prinzip in der Figur des „Weisen alten Mannes“ bzw. der „Magna mater“ aufgenommen wird: „Beide Figuren strahlen eine machtvolle Faszination aus, die das Individuum, das sich ihnen aussetzt, ausnahmslos zu einer Art von Selbstglorifizierung und Größenwahn verführt.“ Dieses Phänomen lässt sich zum Beispiel bei Platinum-Patienten beobachten. Es ist nicht so einfach, die eigene Macht zu entdecken und sich dann nicht über andere zu stellen und die verliehene Macht dazu zu benutzen, andere zu unterdrücken und sie nur zum eigenen Wohl einzusetzen. Die Geschichte der Menschheit ist in dieser Hinsicht voll von Beispielen, sowohl in weltlichen als auch in spirituellen Zusammenhängen.

7.4.4 Syphilitisches Miasma und Mythologie

In der Syphilis kämpft der Mensch darum, die in ihm erwachten Kräfte für das Wohl des Ganzen einzusetzen, anstatt sie nur für die eigenen egoistischen Ziele zu nutzen. Dazu muss er zunächst den Drachen der Eigennützigkeit und Furcht töten. Auch muss er seine Wahnidee bekämpfen, von der Welt abgeschnitten zu sein und sich der Erkenntnis öffnen, dass seine spirituelle Existenz realer ist – sie sogar die einzige Realität darstellt – als die Persönlichkeit und das Ego, an denen er bislang festhielt.

Wenn ein Mensch auf dem Wege ist, Macht zu erlangen, so kann sich damit auch sein Ego vergrößern. Und anstatt nur an sich selbst zu denken, fühlt sich dieses Individuum vielleicht dem Wohle seiner gesamten Gesellschaft verpflichtet. Der Rest der Welt aber bleibt dabei möglicherweise außerhalb der Grenzen seines vergrößerten Gesellschafts-Egos. In der Geschichte finden sich viele Beispiele, die anschaulich zeigen, was geschehen kann, wenn ein mächtiger Mensch es versäumt, den im eigenen Herzen wohnenden Gegensatz von Liebe und Hass zu bearbeiten, und er stattdessen versucht, das Problem in der Außenwelt zu lösen.

„Die Begegnung mit der Göttin (die in jeder Frau inkarniert ist), ist die letzte Prüfung des Talentes des Helden, die Gnade der Liebe zu erringen, die das Leben selbst ist – und die ewig währt.“ (Campbell)

Auch in der Geschichte von der Prinzessin und ihrem goldenen Ball kommen Mann und Frau schließlich doch zusammen. Die kindliche Prinzessin hat ihre Verantwortung übernommen, indem sie sich der Hässlichkeit des Frosches stellt, wodurch er sich in einen schönen Prinzen verwandeln kann. Durch die Verbindung der Ehe werden sie schließlich zu König und Königin.

„Also erschuf Gott den Menschen nach seinem Bilde, nach dem Bilde Gottes schuf er ihn, als Mann und Frau schuf er sie“ (Genesis 1:27). „Als der Heilige Eine, gesegnet sei Er, den ersten Mann erschuf, erschuf Er ihn androgyn“ (Midrash, Kommentar zur Genesis, Rabbah 8:1). Am Ende des kosmogenen Zyklus fällt durch die Wiedervereinigung der Zwei die Mauer des Paradieses und die Weisheit wird zurückgewonnen.

Der König, als das Symbol dieser Phase, ist eine mit Macht ausgestattete Person und steht für die entdeckten und entwickelten Qualitäten, welche Menschen zur Übernahme von Verantwortung im Leben befähigen. Darin sind auch materieller Besitz und Herrschaft über weltliche Dinge enthalten.

In der hinduistischen Philosophie ist die Idee der Zerstörung, als ein von Gott und seiner Schöpfung untrennbares und notwendiges Element, ein vertrauter Gedanke. Innerhalb seiner ewigen Schöpfung erschafft Gott, er erhält und zerstört auch wieder. Das Verwelken der Blume ist nur eine Etappe auf dem Weg zum Wachstum der Frucht und die verrottenden Blätter werden die Blüte des kommenden Jahres nähren. Wir müssen darangehen, unsere Bewertung der Miasmen, auch die der destruktiven Kräfte des syphilitischen Miasmas, über die bloße Aufspaltung in Gut und Böse hinaus zu erweitern.

7.4.5 Syphilitisches Miasma und das Reich der Tiere

Der Gedanke eines Kampfes auf Leben und Tod, so wie er in der syphilitischen Phase des Geburtsprozesses zu beobachten ist, berührt ein eindeutig animalistisches Thema – fressen oder gefressen werden, töten oder getötet werden. Auch die bei syphilitischen Arzneimitteln starke Präsenz der Sexualität deutet auf das Tierreich hin, aber nicht nur als Mittel zur Fortpflanzung, sondern auch auf der Ebene purer Lust und des Besitzens, womit das Thema der Eifersucht ins Spiel kommt. Bewusstheit und Wille sind Attribute, die in dieser Phase benötigt und entwickelt werden. Der animalistische Anteil wird im Periodensystem der Elemente von den Schwermetallen abgedeckt.

7.4.6 Syphilitische Qualitäten

In der Phase des Aufstiegs beginnen wir damit, die in den vorangegangenen Entwicklungsstufen gewonnenen Qualitäten in kreativer Weise einzusetzen – auch für Dinge, die über das Lebensnotwendige, wie Nahrung oder ein Dach über dem Kopf, hinausgehen. In dieser Stufe entwickeln wir Kreativität, Verantwortung und Mut. Je mehr Kräfte uns zur Verfügung stehen, desto notwendiger wird Verantwortung, um die Macht positiv einzusetzen. Damit das gelingen kann, müssen wir in der Lage sein, die Welt aus einer breiteren Perspektive als nur aus der auf unsere persönlichen Bedürfnisse und Interessen beschränkten Sicht zu sehen. Obwohl Initiative (Psora) und Ehrlichkeit (Sykose) bereits verschiedene, mit Mut assoziierte Ebenen unserer Persönlichkeit angesprochen haben, brauchen wir jetzt den Mut, für unsere Ideale und Prinzipien einzustehen und für sie zu kämpfen – und dafür jedes Risiko einzugehen, sogar unser Leben aufs Spiel zu setzen. Im Aufstieg heben wir den Kopf und strecken den Rücken. Dies geschieht im psychologischen, bei letzterem auch im wörtlichen Sinne, wenn wir die korrespondierende Phase des Geburtsvorganges betrachten: Aus der zusammengerollten Haltung streckt sich das Baby und wird zum Homo erectus. Dadurch entwickelt sich unsere Selbstbehauptung.

Die wichtigste Qualität, die wir benötigen, um Verantwortung für andere übernehmen zu können und gleichzeitig den starken Ruf all unserer egoistischen Bedürfnisse zu überwinden, ist aber die Liebe, die ihren Ausdruck in Altruismus und Dienst am Nächsten findet.

- Die Ebene der Liebe in der Psora ist die Ebene des Eros, der Befriedigung persönlicher Bedürfnisse. Die Erfüllung eigener Wünsche ist, wie bereits diskutiert, ein psorisches Thema. In der gleichen Art, in der man etwa fragen könnte: „Werde ich etwas zu essen haben? Werde ich ein Heim haben?“, könnte man auch fragen: „Werde ich Liebe erfahren? Werde ich Sex haben?“

- Die Ebene der Liebe in der Sykose ist die Ebene von Philos, von Freundschaft mit einem anderen Individuum. Hier existiert jemand, mit dem man Zeiten der Not und der Freude am Leben teilen kann.

- In der Syphilis erreichen wir die Ebene von Agape, von einer Liebe, in der die Menschheit und die Schöpfung als Ganzes umschlossen werden – eine Liebe, die kreativ und frei ist. Sie schließt das Verlangen (Eros) und die Freundschaft (Philos) mit ein, ist jedoch von keinem abhängig.

- Im akuten Miasma erreichen wir die Liebe zur Wahrheit („Philosophie“) und Weisheit. Das syphilitische Element der Animosität wird in Liebe verwandelt.

Aufstieg

Verbundenes Miasma	Syphilis
Geburtsmetapher	Synergismus, Passage des Geburtskanals
Mythische Reise	Erfahrung von Tod und Wiedergeburt, den Drachen töten, Kreuzigung
Individuationsprozess	Anima/Animus, Magna mater/Weiser alter Mann
Qualitäten	Kreativität, Mut, Verantwortung, Liebe, Altruismus, Dienst
Selbst-Wahrnehmung	Selbst-Behauptung
Pathologische Empfindungen	Isolation, Feindseligkeit, Selbstgefälligkeit
Erwartungen	Hoffnung
Einstellung	Kämpfen
Rolle im Leben	König
Naturreich	Tierreich

7.5 Versöhnung

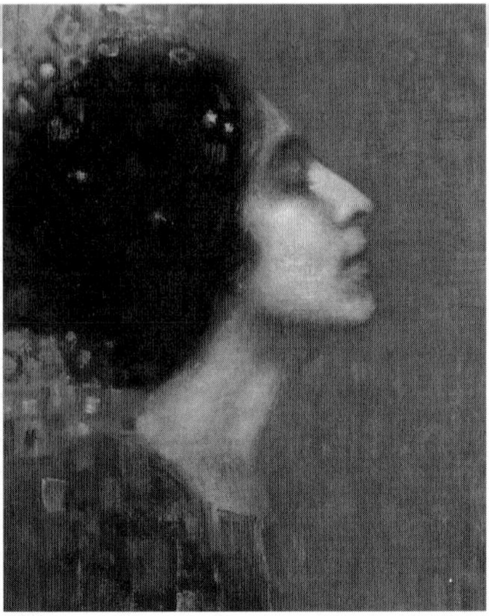

Wir haben uns jetzt dem Punkt der Selbsterkenntnis angenähert, der Vereinigung des Bewussten mit dem Unbewussten. Die Persona wurde entwickelt. Sie stellt die Basis für den Umgang mit der Welt dar (die Abreise im psorischen Miasma). Die dunkle Seite, der Schatten, ist in unser Bewusstsein getreten (der Abstieg im sykotischen Miasma), der gegengeschlechtliche Anteil unserer Persönlichkeit wurde von uns differenziert und die Beziehung zum Spirituellen und der ursprünglichen Natur haben wir geklärt (der Aufstieg im syphilitischen Miasma). Wenn Jung über Selbsterkenntnis spricht, bezieht er sich auf die „Geburt des Selbst" und auf eine „Transformation". Wir kehren hier zu unserem Ursprung zurück.

7.5.1 Das Selbst

Innerhalb der Jung'schen Psychologie sind wir jetzt in der Phase der Selbsterkenntnis angelangt. In der Betrachtung des Weges, den wir bereits gegangen sind, kann man sagen, dass wir durch den Verlust der Einheit, die wir im Paradies erlebt haben, nach dem Kampf um die Entwicklung unserer Persönlichkeit und nach dem Abstieg in die dunklen

Seiten der eigenen Unterwelt wieder aufgestiegen sind und dabei alle unsere errungenen Fähigkeiten eingesetzt haben – bis der Moment kam, all das von uns Geschaffene wieder freizugeben. An diesem Punkt erleben wir erneut eine „Ver-Einigung", diesmal allerdings auf einer anderen als der paradiesischen Ebene. Jetzt verfügen wir über ein starkes Gefühl für das Ich, jetzt können wir erfahren, Eins zu sein, ohne uns dabei im mütterlichen Ozean zu verlieren. Wir haben den Zyklus des Göttlichen, das danach strebt, sich selbst zu erfahren, vollendet und sind uns dadurch unseres göttlichen Ursprungs vollständig bewusst geworden. Wir sind zur Wieder-Vereinigung mit unserem Ursprung bereit, ohne dabei in der Gefahr zu stehen, uns zu verlieren. Dadurch gelangen wir zu einer völlig anderen Einstellung und Sicht auf das Leben. Diese Entwicklung vollzieht sich plötzlich und unerwartet – ein Umstand, der als einer der Gründe dafür gilt, dass es als Gnade empfunden wird, diese Transformation zu erleben. Erst jetzt können wir die Welt außerhalb des begrenzten Sichtfeldes unseres Egos verstehen und unser Verhalten danach ausrichten. Das Ich ist, Jung zufolge, im Zentrum zwischen dem bewussten und dem unbewussten Anteil unserer Persönlichkeit angesiedelt und umarmt beide zur gleichen Zeit. Es ist das „zentrale Feuer", unser individueller Anteil am Göttlichen, „das Reich Gottes, das in uns liegt". Die Trennung vom Paradies ist geheilt und wir sind wieder eins mit Gott, diesmal aber im vollen Bewusstsein unserer Individualität und unserer individuellen kreativen Macht. Anstatt lediglich Gast im Garten Eden zu sein, sind wir jetzt fähig, selbst ein Paradies zu erschaffen ... wenn es das ist, was wir wollen.

7.5.2 Akutes Miasma

Bringt man die Stufe der Versöhnung mit der Analyse des Geburtsprozesses in Beziehung zu den Miasmen, so wird eine deutliche Verbindung zum akuten Miasma sichtbar, oder genauer gesagt: zur akuten Phase der Entwicklung des Menschen. Eine Transformation zeigt hier eine plötzliche Veränderung eines Zustandes an – eines Zustandes, der die Persönlichkeit durchdringt.

In der Beschreibung dieser Vorgänge erreichen wir die Grenzen einer Sprache, die auf die Beschreibung von Prozessen abzielt, die sich in Raum und Zeit vollziehen. Hier jedoch sind wir in Kontakt mit Mythen und Mysthizistischem, dem Reich des Transpersonalen. Indem er einem pathologischen Weg folgt – dessen Endpunkt der gleiche ist, wobei der

Prozess jedoch um einiges komplizierter sein wird – wird der Mystiker schließlich geisteskrank und seine Sprache wird nicht mehr inspirierend, sondern mit Wahnvorstellungen angereichert sein. Die akuten Mittel verfügen bekanntlich über eine Vielfalt an Wahnvorstellungen und ähneln darin jenen Mitteln, die wir bereits im vor-miasmatischen Zustand betrachtet haben und die den gleichen Zustand, dort aber aus einer prä-personalen Perspektive heraus beschreiben. Die akuten Arzneimittel haben starke, mit diesen Wahnvorstellungen zusammenhängende Ängste, weil das Loslassen des Egos von enormer Furcht begleitet sein kann.

7.5.3 Akutes Miasma und Mythologie

Im akuten Miasma sehen wir die Wiedergeburt nach dem Tode, die Geburt neuen Lebens aus der Asche des brennenden Nestes des Phoenix, die Auferstehung des Menschen – die Realisierung des Ichs. Dieser Vorgang spiegelt sich auch im ersten Atemzug des Neugeborenen nach der Geburt, der „In-spiration", die das Eintreten des Geistes in die Materie symbolisiert.

„Waffen zerteilen Es nicht; Feuer verbrennt Es nicht; Wasser benetzt Es nicht, der Wind läßt Es nicht verdorren. Dieses Ich kann weder zerteilt noch verbrannt, weder benässt noch zum Verdorren gebracht werden. Ewig, alles durchdringend, sich nicht verändernd, unverrückbar, das Ich bleibt auf ewig gleich." (Bhagavad Gita, 2:22-24).

Diesen Zustand verkörpert der Guru, das Erwachen der Seele und die Herrschaft über spirituelle Güter. Im Osten kehrte Gautama Buddha mit seiner wunderbaren Lehre des „Guten Gesetzes" zurück von seiner Reise, während der Westen mit den Zehn Geboten des Moses gesegnet wurde. Prometheus brachte das Feuer in die Welt.

Am Ende seiner gefahrvollen Reise kommt der Held zu einer Schlussfolgerung, die sich durchgängig in den heiligen Schriften aller Kontinente wiederfindet: die Reise war „eine Anstrengung, bei der es nicht um das Erlangen ging, sondern um das Wieder-Erlangen – und nicht um Entdeckung, sondern um Wieder-Entdeckung. Am Ende stellt sich heraus, dass die göttlichen Kräfte, nach denen der Held gestrebt und die er unter gefährlichen Umständen auch gewonnen hat, die ganze Zeit schon in seinem Herzen gewohnt haben. Er ist der ‚Königssohn', der endlich realisiert hat, wer er wirklich ist und durch diese Erkenntnis in die Ausübung seiner eigenen Macht eintreten kann – ‚Gottes Sohn' ... die Figur des Helden steht symbolhaft für die göttliche kreative Macht und die Vorstellung von Erlösung, die beide in uns allen verborgen sind, nur darauf wartend, dass sie erkannt und in das Leben integriert werden." (Campbell)

Sucher und Finder sind eins – es ist kein Weg zu gehen oder eine Entwicklung zu machen, es gibt nur noch das Sein. Der Held hat die Welt von Brahman erreicht.

Wie wir bereits bei den akuten Arzneimitteln gesehen haben, ist der Gedanke an das Zuhause und der Wunsch, dorthin zu kommen, sehr deutlich erkennbar. In der Selbstverwirklichung wird das Zuhause erreicht.

„Das Individuum löst, aufgrund des sehr langen psychologischen Wachstumsprozesses, sämtliche Verbindungen zu seinen persönlichen Begrenzungen, Idiosynkrasien, Hoffnungen und Ängsten; es kämpft nicht länger gegen die Selbst-Vernichtung, die die Vorbedingung für eine Wiedergeburt in der Realisierung der Wahrheit ist und wird so am Ende schließlich bereit für das große In-Einem-Sein. Dadurch, dass sich seine persönlichen Ziele vollständig aufgelöst haben, hat er den Versuch, zu leben, aufgegeben und ergibt sich statt dessen entspannt allem, was ihm widerfahren mag. Er wird damit, das muss man sagen, zu einer Anonymität. Das Gesetz lebt mit seiner unbeschränkten Zustimmung in ihm." (Campbell)

„Manchmal ein Narr, manchmal ein Weiser, manchmal von königlichem Glanz besessen; manchmal wandernd, manchmal bewegungslos wie ein Python, manchmal von freundlichem Wesen; manchmal geehrt, manchmal beleidigt, manchmal unerkannt – so lebt der Mensch, der sich selbst verwirklicht hat, immer glücklich und im Gefühl außerordentlicher Wonne. Ebenso wie ein Schauspieler immer ein Mensch ist, gleichgültig, ob er das Kostüm seiner Rolle trägt oder es beiseite legt – so ist der um das Unvergängliche Wissende immer selbst der Unvergängliche, und sonst nichts." (Shankaracharya, Vivekachudamani, 542 und 555)

Der Suchende wird jetzt in der Gemeinschaft zurück erwartet, damit der ihm zuteil gewordene Segen der Gemeinschaft bei ihrer Erneuerung helfen kann. Aber sogar Buddha zweifelte, ob die Botschaft der Selbstrealisierung überhaupt kommuniziert werden kann. Von vielen Mystikern ist bekannt, dass sie sich vollständig von der Gesellschaft zurückgezogen haben. Auch in den Untersuchungen von Nah-Tod-Erfahrungen wird deutlich, dass es Individuen, die tiefe spirituelle Erfahrungen gemacht haben, schwer fallen kann, zum normalen Leben zurückfinden. Viele dieser Menschen kämpfen über Jahre mit diesem Problem. Das Leben nach einer seelisch beglückenden Vision von Erfüllung ist zu banal und obszön geworden.

7.5.4 Akutes Miasma und das Reich des Menschen

Die Fähigkeit, aus all den anderen Reichen Nutzen zu ziehen und sie in das eigene Leben zu integrieren und gleichzeitig zu durchdringen, ist es, die uns zu dem macht, was wir sind, nämlich zu menschlichen Wesen. Verständnis und Einsicht können unsere Probleme in einem einzigen Augenblick lösen. Sie stellen sich ein, wenn wir in der Lage sind, loszulassen und die Ebene des Problems zu transzendieren – wie Kekule, dem die Struktur des Benzol-Moleküls im Traum erschienen war.

Das Bewusstsein ist nicht materiell und von daher frei von Begrenzungen in Bezug auf Zeit und Raum. Inspiration und Einsicht kommen plötzlich (akut), wie ein Lichtblitz, aber wir verhelfen ihnen auf die Welt. Es geschieht durch uns, ohne jedoch ein Teil von uns zu sein. Für unsere Schöpfungen im Reich der physischen Welt finden wir Inspiration in der spirituellen Welt. Doch dabei bewegen wir uns auf einem dünnen Grat zwischen Vision und Wahnvorstellung, beziehungsweise zwischen der gesunden und der kranken Seite des akuten Miasmas.

7.5.5 Akute Qualitäten

Qualitäten, die wir als Folge von Transformationsprozessen des Lebens erwerben, sind Visionen, Einsicht, Freiheit und Erleuchtung. Diese Eigenschaften werden als Gnade empfunden und sie kommen zu uns, wenn wir nicht nach ihnen suchen, sie nicht erwarten oder den Kampf schon aufgegeben haben, sie uns zu erarbeiten. Von der Stufe des Wissens steigen wir zur Ebene der Weisheit auf. Im Loslassen des Wissens finden wir zur Weisheit – in der Lösung vom Materiellen gewinnen wir unser spirituelles Erbe zurück und in der Unterwerfung erfahren wir den Sieg. Die Stationen unseres Entwicklungsweges sind die Entstehung des Selbstvertrauens (Psora), gefolgt von der Wertschätzung für die eigene Person (Sykose), der Selbstbehauptung (Syphilis) und schließlich der Selbsterkenntnis (akutes Miasma).

Versöhnung

Verbundenes Miasma	Akut
Geburtsmetapher	Trennung und Wiedervereinigung, die gute Brust, Beendigung der symbiotischen Gemeinschaft
Mythische Reise	Kampf um Tod und Wiedergeburt, Phoenix, Auferstehung
Individuationsprozess	Selbstverwirklichung
Qualitäten	Vision, Einsicht, Transzendenz, Freiheit, Weisheit, Erleuchtung
Selbst-Wahrnehmung	Selbst-Verwirklichung
Pathologische Empfindungen	Wahnideen der eigenen Großartigkeit, akute Gefahr
Erwartungen	Erfüllung
Einstellung	Veränderung
Rolle im Leben	Guru
Naturreich	Menschenreich

	Paradies	**Abreise**
Verbundenes Miasma	Vor-miasmatisch	Psora
Perinatale Grundmatrix	BPM I	BPM II a
Dynamik zwischen Mutter und Kind	Ur-Gemeinschaft Der gute Mutterleib	Beginn der Trennung
Stadium der Geburt	Pränatale Gemeinschaft	Beginn der Kontraktionen Chemische Veränderungen
Mythische Reise	Paradies Prinz Gautama	Vertreibung aus dem Paradies, gefallener Engel, Luzifer
Individuationsprozess	Amorph Keine Individualität	Persona Persönlichkeitszüge
Qualitäten	Unschuld, Frieden, Frei von Wünschen, Befriedigung	Neugierde, Initiative, Erwartung, Wissen
Selbst-Wahrnehmung	Selbst-los	Selbst-Vertrauen
Pathologische Empfindungen	Keine Identität Bindungslosigkeit	Scham Unsicherheit
Erwartungen	Alles und Nichts	Nostalgie
Einstellung	Frei fließend	Versuchen
Rolle im Leben	Prinz	Bettler
Naturreich	Vor-materiell	Mineralien

Abstieg	Aufstieg	Versöhnung
Sykose	Syphilis	Akut
BPM II b	BPM III	BPM IV
Antagonismus	Synergismus	Trennung und Wiedervereinigung, die gute Brust
Kontraktionen im geschlossenen Uterus	Passage des Geburtskanals	Beendigung der symbiotischen Gemeinschaft
Leiden in der Hölle, Unterwelt, Hades, Teufel	Kampf um Tod und Wiedergeburt, den Drachen töten, Kreuzigung	Erfahrung von Tod und Wiedergeburt, Phoenix, Auferstehung, Buddha
Schatten, Entdeckung des Unbewussten	Anima/Animus, Magna mater/ Weiser alter Mann	Selbst-Verwirklichung
Ehrlichkeit, Bescheidenheit, Ausdauer, Empathie, Anpassung, Toleranz, Freundschaft, Vergebung	Kreativität, Mut, Altruismus, Verantwortung, Liebe, Dienst	Vision, Einsicht, Transzendenz, Freiheit, Weisheit, Erleuchtung
Wertschätzung des Selbst	Selbst-Behauptung	Selbst-Verwirklichung
Selbstverdammung, schlecht, böse, Spaltung	Isolation, Selbstgefälligkeit, Feindseligkeit	Wahnideen eigener Großartigkeit, akute Gefahr
Hoffnungslos	Hoffnung	Erfüllung
Aushalten	Kämpfen	Transformieren
Gefangener	König	Guru
Pflanzen	Tiere	Mensch

8 Eine kosmologische Betrachtung

Mit den folgenden Illustrationen* fasse ich die Erschaffung und Evolution des Menschen zusammen. Sie erscheinen als kosmologische Cartoons, in denen sich das Bild der Geburt in metaphorischem Sinne wiederfindet.

BEING

Abb. 1: Vor der Vertreibung aus dem Paradies befand sich der Mensch im Zustand der Gemeinschaft mit dem Universum.

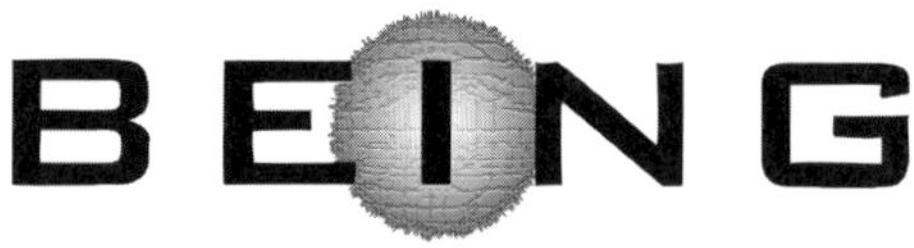

Abb. 2: Nachdem er den Apfel vom Baum der Erkenntnis gegessen hat, wird sich der Mensch der Gegensätze bewusst. Das Universum wird in „ICH" und „nicht-ICH" aufgeteilt. Das „I" („ICH") ist aus dem BEING, dem SEIN, entstanden. Wenn das kleine „I" das „BEING" verlässt, erzeugt das ein großes „BENG". Der „Big Bang" (engl.: Urknall) zu Beginn der Entstehung unseres Universums ist ein Ausdruck der Manifestation des bislang Ungeteilten, Unmanifestierten, in individuelle Anteile.

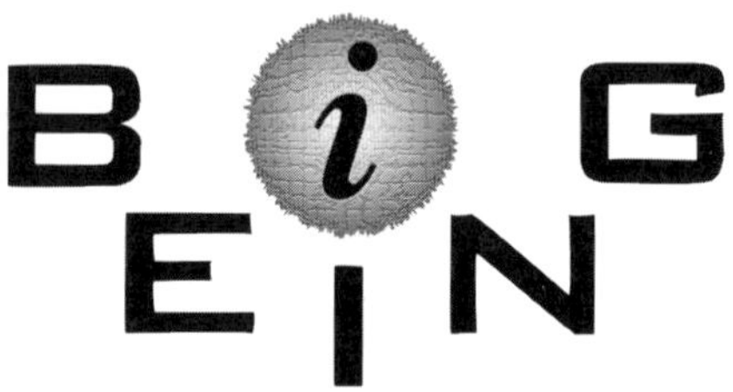

Abb. 3: Als Konsequenz daraus verliert der Mensch das Paradies und erlebt sich als außerhalb des universalen Seins stehend. Er verliert den Kontakt zu seiner Göttlichkeit – das „ICH" wird zum „ich".

*Anmerkung des Übersetzers: Die folgenden Abbildungen sind unverändert aus der englischen Ausgabe übernommen, da sie nach einer Übersetzung nicht mehr in dieser Form grafisch darstellbar wären.

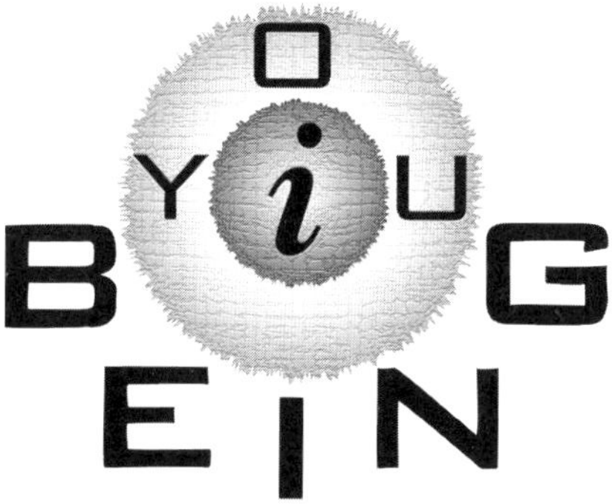

Abb. 4: Die Einheit ist verloren. Der Mensch erlebt sich als verwundbar. Ein Schutz gegenüber der Außenwelt, dem „du", wird benötigt.

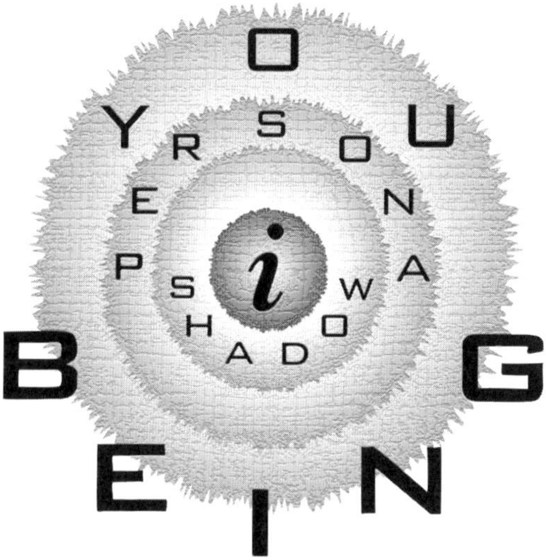

Abb. 5: Als schützender Kompromiss mit der Außenwelt wird die „Persona" geformt. Anteile, die innerhalb der Persona nicht akzeptiert sind, wandern in das Unbewusste und bilden dort den „Schatten". Unser spirituelles Licht ist tief in uns verborgen. Die mit der Psora verbundene Phase der Abreise hat die Vollendung erreicht.

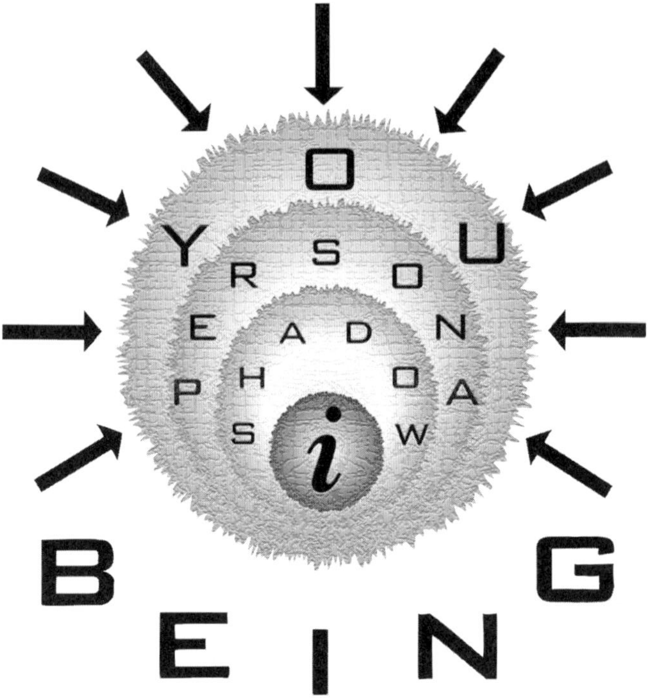

Abb. 6: Das Gewicht unseres selbst entworfenen Gefängnisses und – die Geburt als Metapher benutzend – der Druck infolge der Kontraktionen unseres selbst erschaffenen Uterus führt dazu, dass sich der Schatten über unser bewusstes „ich" legt. Wir beginnen den Abstieg und gelangen in das Reich des sykotischen Miasmas.

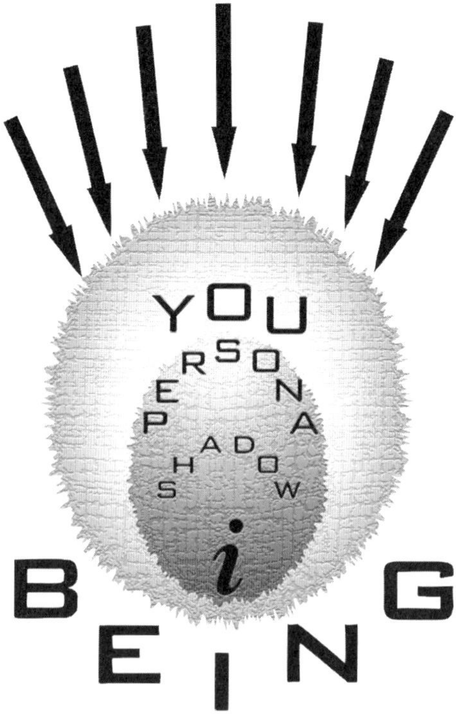

Abb. 7: Die Reintegration des Schattens ermöglicht es uns, größere Anteile unseres Wesens über die Persona auszudrücken.

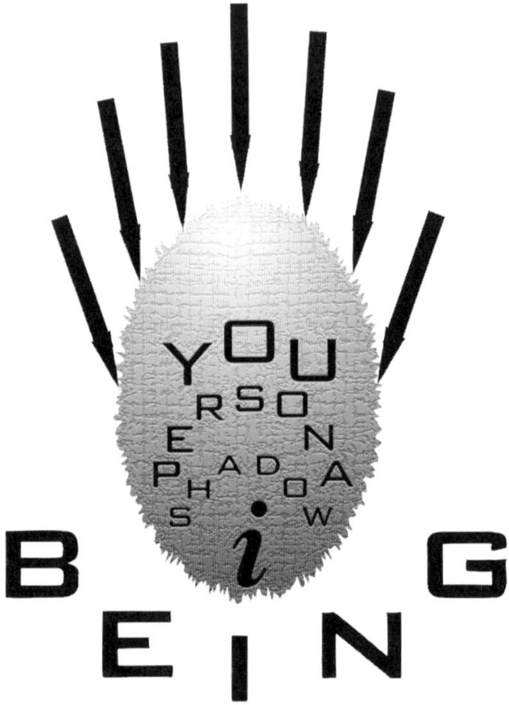

Abb. 8: Die fortdauernden Kontraktionen des Lebens helfen uns weiter bei der Reintegration des Schattens und ermöglichen es uns, noch mehr Facetten unserer wahren Identität in der Persona auszudrücken. Damit werden wir für unser Umfeld immer besser sichtbar, wodurch sich auch der Kontakt weiter intensivieren kann. Wir befinden uns in der Phase des Aufstiegs aus der Unterwelt und gelangen in das Reich des syphilitischen Miasmas.

Abb. 9: Dadurch, dass wir es zulassen, mehr und mehr eigene Anteile auszudrücken, verbinden wir uns aufs neue mit unseren Ursprüngen. Gerade in dem Moment, in dem wir das Gefühl haben, im Begriff zu sein, uns zu verlieren, entdecken wir unser wahres „ich" wieder. Das aufgeblähte Ego implodiert wie ein dichter Stern – und zerlegt sich wie ein ultra-dichtes Element in seine Bestandteile.

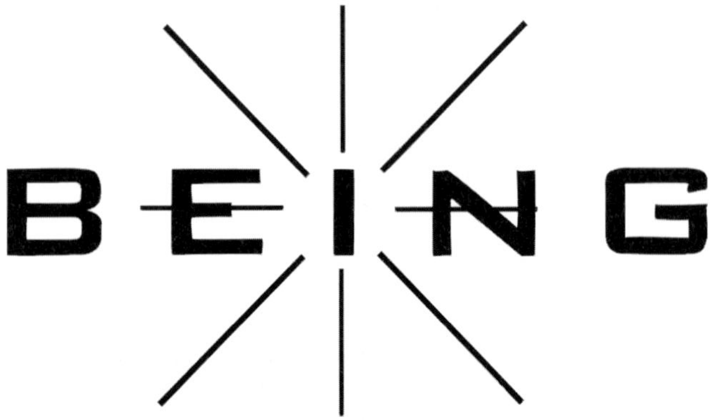

Abb. 10: So vollendet sich unser Geburtskampf, indem wir wiedergeboren werden und das „In-Einem-Sein“ mit dem „Sein“ erlangen. Wir sind wiedervereint im Gefühl der Selbstverwirklichung, ohne Grenzen oder Gefühle von Trennung zu empfinden. „Eins-Sein“ mit dem „Sein“, wie zuvor im Paradies, dieses Mal jedoch als selbstverwirklichtes Individuum. Dieser Übergang wird dem akuten Miasma zugeordnet.

9 Ein künstlerischer Ausdruck der Miasmen

Auf meine Bitte hin hat Candace Charlton, eine talentierte Malerin und liebe Freundin, das Wesen des vor-miasmatischen Zustandes und der vier Miasmen in Bilder umgesetzt. Nach der Lektüre aller vorangegangenen Kapitel lade ich Sie ein, diese Gemälde zu Ihnen sprechen zu lassen. Sie spiegeln nichts als den Eindruck der Künstlerin wieder, den meine Schilderung der Inhalte dieses Buches bei ihr hinterlassen hat. Die Bilder können vielleicht das zum Ausdruck bringen, was meine Worte nicht vermocht haben – und sie ergeben einen wundervollen Überblick und eine Zusammenfassung der Gedanken, um die es mir in diesem Buch gegangen ist.

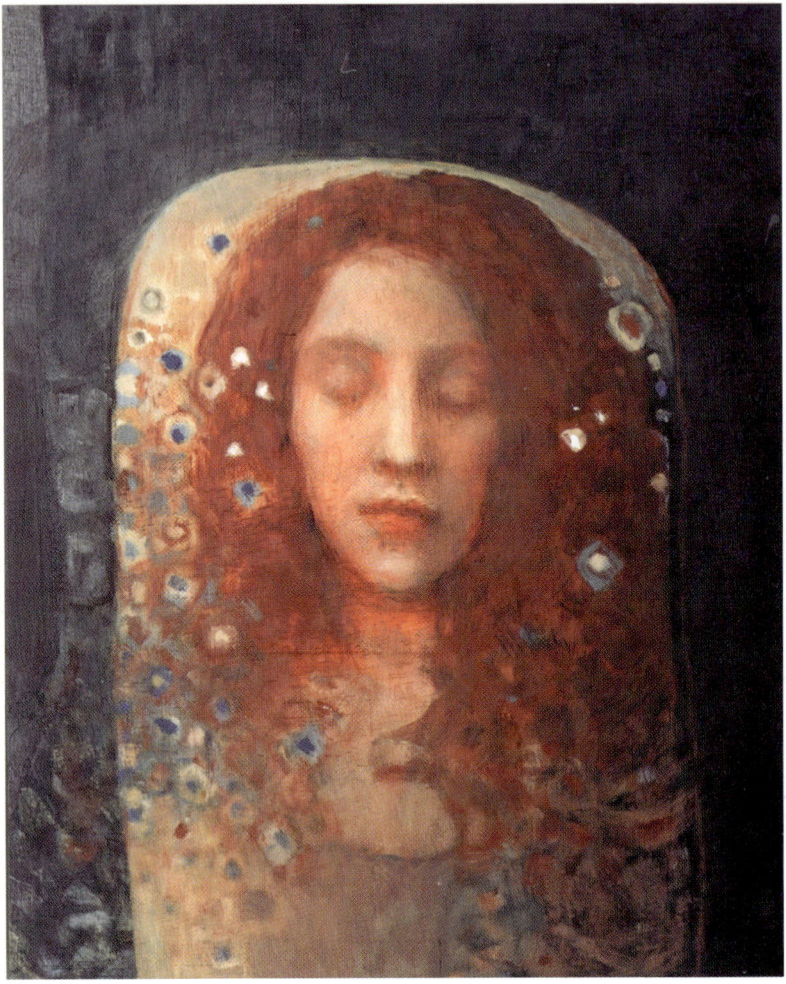

Paradies

Der gute Mutterleib

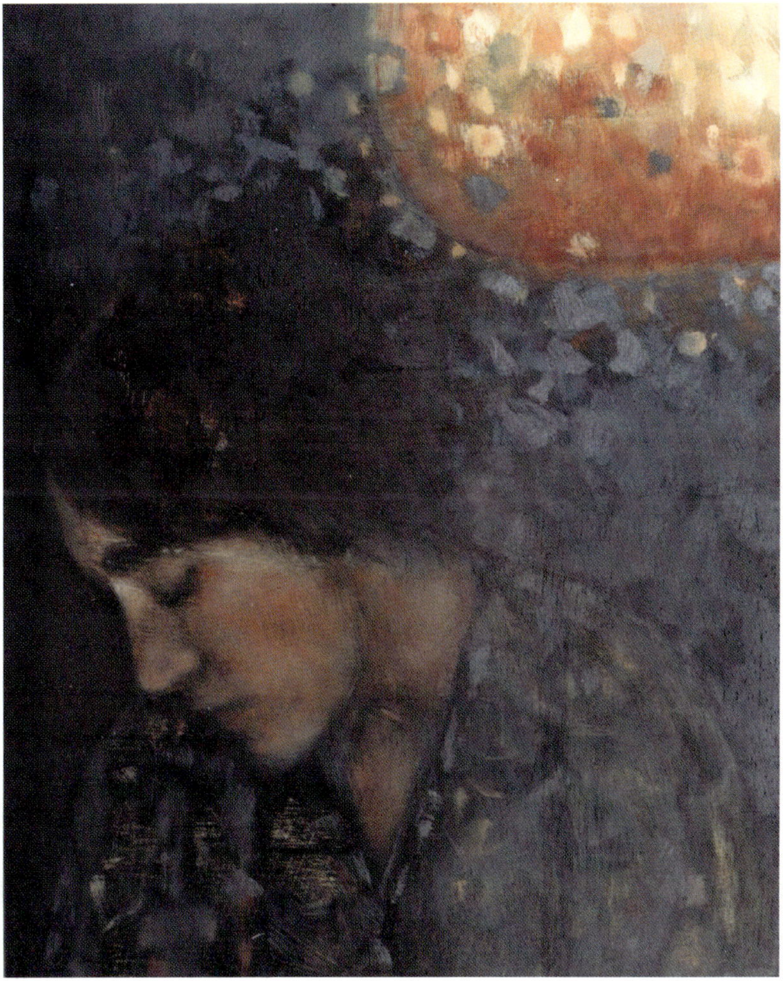

Abreise

Vertreibung aus dem Paradies

Psora

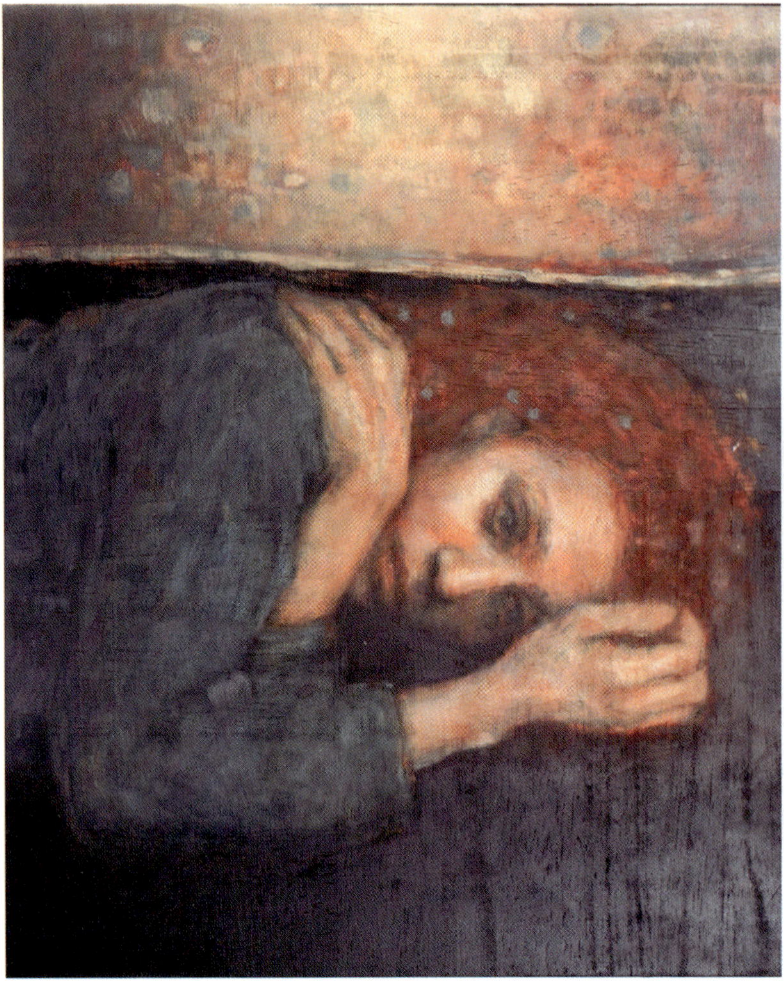

Abstieg

Die Unterwelt

Sykose

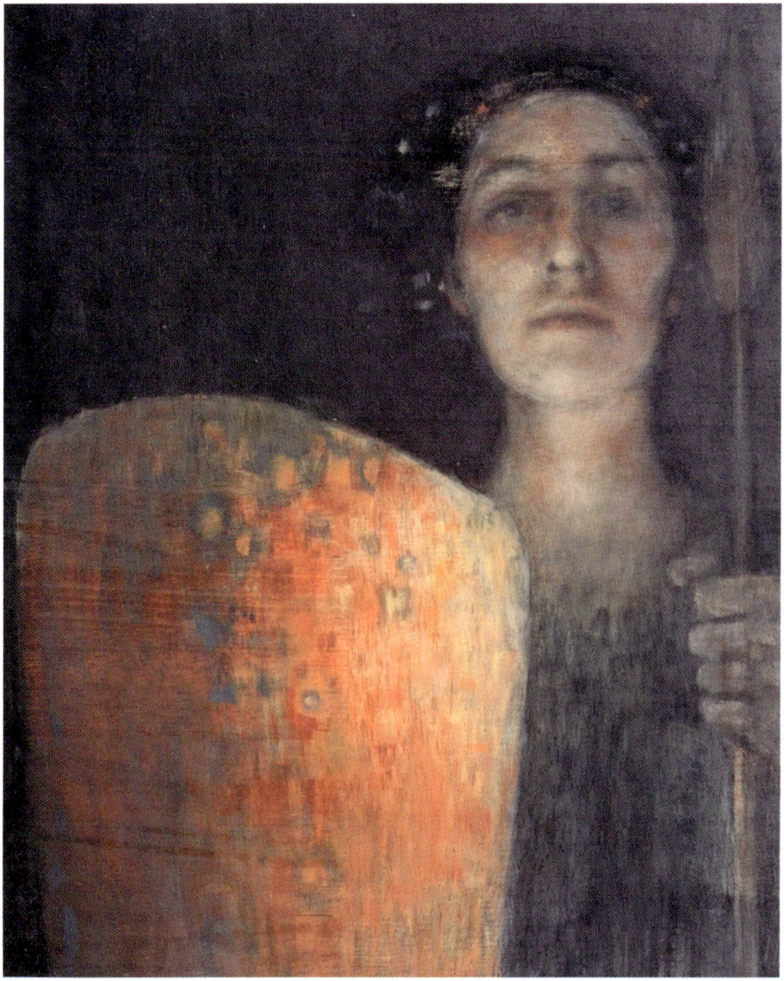

Aufstieg

Kampf um das Leben

Syphilis

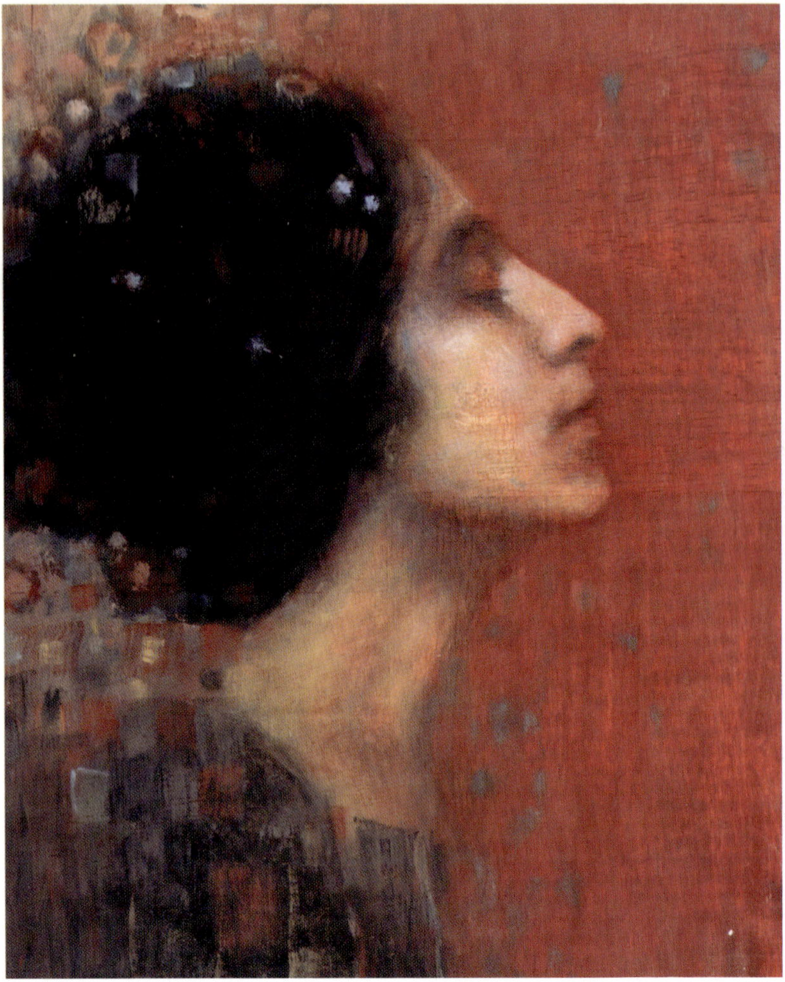

Versöhnung

Erfahrung von Tod und Wiedergeburt

Akutes Miasma

10 Perspektiven der Miasmen

Wenn wir alle Miasmen innerhalb einer einzigen Figur bündeln und dazu noch sämtliche Themen mit hineinnehmen, die wir in Bezug zu ihnen betrachtet haben, erhalten wir ein umfassendes Bild des menschlichen Strebens auf diesem Planeten. Bisher erfolgte die Wahrnehmung der Miasmen in der Homöopathie aber nur aus einer begrenzten Perspektive, da wir lediglich auf ihre (scheinbar) negativen Aspekte hingewiesen haben. Damit wird man aber der Realität des Lebens nicht gerecht. Krankheit kann nämlich für einen Organismus durchaus einen gesunden Weg darstellen, wieder das Gleichgewicht zu gewinnen und Wachstum einzuleiten. Auch können die Miasmen Ausdruck einer gesunden Art des Lebens sein, uns mit den Blockaden des eigenen Weges zu konfrontieren, die uns daran hindern, zu dem Menschen zu werden, der wir sein könnten. Selbstverständlich müssen jedoch sowohl die Erkrankung als auch die Miasmen behandelt werden, dies aber mit Respekt. Denn gerade sie helfen uns, den eigenen Weg wiederzufinden, wenn wir uns von ihm entfernt haben. Die Homöopathie ist eine wunderbare Methode, solche Krankheitszeichen als das wahrzunehmen, was sie eigentlich sind und diese Informationen dann zu benutzen, um die individuelle Evolution zu unterstützen.

In der Homöopathie sind Symptome Zeichen der Gesundheit eines Individuums; sie zeigen die Lebenskraft in Aktion. Sobald der „rote Faden" und das individuelle Thema unserer Patienten gefunden ist, wird aus ihrer Lebensgeschichte auch deutlich, welche Bedeutung die Krankheit für diesen Menschen hat. Wenn man diesen Gedanken fortführt, so liegt die Schlussfolgerung nahe, dass die Miasmen, wiederum in größerem Maßstab, die Hauptthemen der Menschheit als Ganzes beschreiben. Im Umgang mit den Krankheiten eines Individuums wird ein tieferes Verständnis der Miasmen hilfreich sein, unsere Patienten besser behandeln zu können.

Die gleiche Abfolge von Miasmen und Arzneimitteln, denen wir in der Analyse der Geburtserfahrung begegnet sind, finden wir in den verschiedenen Phasen des Lebens – angefangen bei Calcarea carbonica für das Neugeborene, das sich gerade auf den Weg zu einer unabhängigen Existenz begibt, bis zu Arsenicum album für den älteren Menschen, der an den Punkt gekommen ist, diese Erdenwelt zu verlassen.

Die den bestimmten Phasen des Lebens zugeordneten Arzneimittel sind jedoch nicht unbedingt identisch mit denjenigen Mitteln, die zur Behandlung tiefer verankerter Themen des Lebens eines Individuums angezeigt sind. Dazu ein Beispiel: Die immer wiederkehrenden Erkältungskrankheiten eines Kleinkindes können wir mit Calcarea carbonica behandeln, Belladonna wäre das Zwischenmittel bei akuten Erkrankungen, die Heilung des tieferen karmischen Themas der Verantwortung für das Glück anderer würde nach Cyclamen verlangen und Arsenicum album wäre das angezeigte Mittel für den Übergang vom Leben zum Tod. Möglicherweise hätte Cyclamen schon beim Kleinkind gut gewirkt, oft gelingt es aber nicht, das Bild in diesem Stadium bereits zu erkennen. Indem wir aber die Symptome aus der Schwangerschaft und Geburt, die Familiengeschichte und das Arzneimittel des Verwandten, der dem Kind am nächsten steht, in die Analyse mit einbeziehen, stoßen wir manchmal schon zu einem früheren Zeitpunkt auf das tieferliegende Arzneimittel. Was uns als Schichten in einem Patienten erscheint, sind möglicherweise oft eher Schichten, die unsere eigenen Fähigkeiten überlagern und die verhindern, dass wir den Patienten wirklich wahrnehmen.

Die Geburt ist eine Krise, wie jede andere Krise, der wir im Leben noch begegnen werden. Die Arbeit von Stanislav Grof legt sogar den Schluss nahe, dass sie das Muster für alle nachfolgenden Lebenskrisen darstellt. In der Homöopathie helfen uns die Symptome eines Patienten bei der Suche nach dem Similimum. Kein anderes Prinzip kann diese Vorgehensweise ersetzen. Wenn allerdings die Symptome nicht klar auf ein bestimmtes Mittel hinweisen, können wir dieses neue Modell verwenden, um festzustellen, in welchem Stadium des Prozesses sie auftreten. Dadurch können wir eine klarere Vorstellung von der zu behandelnden Problematik gewinnen und auch die Gruppe der infrage kommender Arzneimittel eingrenzen.

Das Periodensystem der Elemente beginnt mit Wasserstoff und Helium und endet mit den radioaktiven Elementen. Die Erfahrungen während der Geburt beginnen ebenfalls mit Wasserstoff und enden mit den destruktiven Schwermetallen. Das vorliegende Material deutet stark darauf hin, dass der Geburtsprozess des Individuums eine Reflektion auf die Erschaffung der Menschheit als Ganzes ist, auf die Geburt des Menschen. Die Miasmen, so wie wir sie kennen, dürfen nicht auf das Resultat sexuellen Fehlverhaltens reduziert werden. In einem engen Sinne stehen sie für Krankheit. In einem weiteren Sinne jedoch stehen sie als korrektive Energien mit wichtigen Stufen der menschlichen Entwicklungsgeschichte in

Verbindung. Sie sind die Speichen des Rades. Sie gehören zu den Entwicklungsstufen, die wir durchlaufen müssen, um individuelle menschliche Wesen zu werden. Wir durchleben diese Stufen innerhalb des Geburtsprozesses und wir durchleben sie später im Leben, immer und immer wieder. Als konsequente Folge durchleben wir ihre natürlichen und notwendigen Attribute, die Miasmen – von der Psora zur Sykose zur Syphilis mit dem akuten Miasma als Markierung der Übergänge. Aus dieser Perspektive gesehen stellt sich die Frage: Wo ist die Pathologie? Was wir beobachten können, sind Evolution und Wachstum. Von Pathologie reden wir, wenn ein Mensch an einem bestimmten Punkt dieses Wachstumsprozesses blockiert ist. Vergleichbar den Symptomen, die uns den Versuch der Dynamis illustrieren, Gesundheit wieder herzustellen, können wir bei den chronischen Krankheiten die Miasmen bei dem Versuch beobachten, die Richtung unseres Lebenspfades zu korrigieren.

„So wie jemand, der einen Streitwagen lenkt, immer auf die beiden Wagenräder hinunterschaut, so schaut er auch hinunter auf Tag und Nacht, auf gute Taten und böse Taten und auf alle Gegensätze. Dieser eine, bar jeder guten Taten, bar jeder bösen Taten, ein Wissender um Gott, in Gott wird er eingehen." (Kaushitaki Upanishaden 1:4)

Am Streitwagen des Lebens ist eines der Räder das Rad der Miasmen. Fehlte es, würden wir unser Ziel nie erreichen. Im Bewusstsein dieses Gedankens müssen wir unsere Einstellung gegenüber den Miasmen verändern.

Beim Gebrauch des Terminus „Miasma" heben wir nur den pathologischen Aspekt hervor, sehen sie nur als Stolpersteine unseres Wegs. Das Bild würde vollständiger werden, wenn wir auch noch jede Stufe des Individuationsprozesses anhand der positiven Ziele definieren würden, die es dort zu erreichen gilt, anstatt lediglich die Schwierigkeiten anzusprechen, denen man auf diesem Weg begegnen kann. Ich hoffe, dass dieses Buch als Anstoß zur Entwicklung in jene Richtung dient.

Aus meiner Sicht geht es in der Homöopathie nicht um die Bekämpfung von Krankheiten, sondern darum, dem Individuum zu helfen, sich auf seinem Lebenspfad entfalten zu können. Wenn uns dies gelingt, können wir erwarten, dass die Krankheit verschwinden wird.

In der Abreisephase des Lebens (korrektives Miasma: Psora) lernen wir die Welt kennen und gestalten unsere Position (Persona) in Bezug auf die Außenwelt. In der Lebensphase des Abstiegs (korrektives Miasma: Sykose) begegnen wir all jenen Anteilen unseres Selbst, die wir bisher versteckt hatten und die wir nicht bewusst genutzt haben, die wir jetzt aber an die Oberfläche bringen. In der Lebensphase des Aufsteigens (korrektives Miasma: Syphilis) werden unsere inneren Gegensätze vereint (Anima und Animus) und wir machen mit Hilfe unseres Willens und Bewusstseins Gebrauch von unseren neu entdeckten Qualitäten – wir gestalten. Auch entdecken wir das spirituelle Prinzip in Gestalt des „Weisen alten Mannes" respektive der „Magna mater" in uns und lernen dadurch, Verantwortung in der Welt zu übernehmen und diese Kräfte zum Wohle aller einzusetzen. In der Versöhnungsphase (korrektives Miasma: akut) vernichten wir schließlich alle unsere Schöpfungen (das Ego), schaffen Raum für Wandel und Wachstum und vereinigen uns wieder mit dem Göttlichen in uns (die Selbstverwirklichung).

Diesen Prozess durchlaufen wir Leben für Leben und innerhalb jeder Lebensspanne auch immer und immer wieder. Und jedes Mal lernen wir etwas über beziehungsweise erinnern uns an den Menschen, der wir im Innersten sind. Wieder und wieder bringen wir eigene Anteile zur Welt und manchmal hilft ein homöopathisches Mittel, diese Geburten etwas zu erleichtern. Ich hoffe, dass mein Buch einen Einblick in diesen Prozess der Entwicklung zu dem Menschen, der wir sein können, ermöglicht. Und ich hoffe, dass ein tieferes Verständnis für die unterschiedlichen miasmatischen Situationen die Beurteilung des aktuellen Zustands eines Patienten und damit auch die Wahl des passenden Arzneimittels erleichtert. Wir sollten nicht den Versuch unternehmen, das Rad der Miasmen vom Streitwagen unserer Patienten zu entfernen, sondern vielmehr seinen Schwung nutzen, um dem Wagenlenker dabei zu helfen, seine eigene Richtung des Lebensweges zu finden.

Bibliographie

Atwater P. Beyond the light – What isn't being said about near-death experience. Karlshamn: Birch Lane; 1994.

Bailey P. Psychologische Homöopathie – Persönlichkeitsprofile von großen homöopathischen Mitteln. München: Droemer Knaur; 1998.

Campbell J. Der Heros in tausend Gestalten. Frankfurt: Insel; 1999.

Chamberlain D. Woran Babys sich erinnern – Die Anfänge unseres Bewusstseins im Mutterleib. Kempten: Kösel; 2001.

Grof S, Bennet HZ. Die Welt der Psyche. Die neuen Erkenntnisse der Bewusstseinsforschung. Reinbek bei Hamburg: Rowohlt; 1997.

Grof S, Grof JH. Topographie des Unbewussten. LSD im Dienst der tiefenpsychologischen Forschung. Stuttgart: Klett; 2002.

Hahnemann S. Organon der Heilkunst. Heidelberg: Karl F. Haug; 1999.

Hahnemann S. Die chronischen Krankheiten. Heidelberg: Karl F. Haug; 1999.

Hiwat C. Encaged in wires, Cimicifuga. Homoeopathic Links 1996; 2.

Hiwat C. A case of insomnia. Homoeopathic Links 1995; 1.

Jacobi J. Die Psychologie von C.G. Jung. Eine Einführung in das Gesamtwerk. Frankfurt: Fischer; 1977.

Kent JT. Homöopathische Arzneimittelbilder. Vorlesungen zur homöopathischen Materia medica. In 3 Bd. Heidelberg: Karl F. Haug; Bd. 1: 1998. Bd. 2: 1999; Bd. 3: 2001.

Kent JT. Vorlesungen zur Theorie der Homöopathie. Heidelberg: Karl F. Haug; 1996.

Moskowitz R. Homöopathie für Schwangerschaft und Geburtshilfe. Heidelberg: Karl F. Haug; 1998.

Retzek H. The Complete Materia Medica of the Mind, based on Roger Van Zandvoort's Complete Repertory. Leidschendam: IHRIS; 1995.

Rosenthal, C. The kingdoms approach in homoeopathy. Homoeopathic Links 2000; 1: 42–46.

Sankaran R. Die Substanz der Homöopathie. Bombay; 1993.

Scholten, J. Homöopathie und die Elemente. Utrecht: Stichting Alonnisos; 1996.

Sherr J. Die homöopathische Arzneimittelprüfung von Hydrogenium. Refrath: Fagus; 1999.

Sherr J. The Homoeopathic Proving of Plutonium nitricum. Malvern: Dynamis books; 1999.

Verny T, Kelly J. Das Seelenleben des Ungeborenen. München: Ullstein; 1983.

Vithoulkas G. Die wissenschaftliche Homöopathie. Göttingen: Burgdorf; 1993.

Walsch ND. Gespräche mit Gott. Ein ungewöhnlicher Dialog, Bd. 1-3. München: Goldmann; 1997.

Zandvoort Rv. Complete Repertory. Ruppichturoth: Similimum; 2000.

Zee Hvd. A conflict in loyalty, Mezereum. Homoeopathic Links 1996; 3.

Zee Hvd. I always feel guilty in arguments, Magnesia bromata. Homoeopathic Links 1997; 1.

Index der Arzneimittel